本当の看護へ

Restoring Authentic Nursing and Beyond

"看護ナラティブ(物語)"から学ぶ臨床の知と技

内山孝子
Uchiyama Takako

目　次

第1部　総論篇

"看護ナラティブ(物語)"から学ぶ臨床の知と技 ⸺ 17

第2部　各論篇

患者と看護師の物語
"看護ナラティブ"の実際

全篇が患者とともに創った物語で構成されている本書の現代的意味は極めて大きい。まさに「現代版 ― 看護の基本となるもの」である。

川嶋みどり

臨床看護学研究所所長
日本赤十字看護大学名誉教授

　看護の現場は物語の宝庫である。苦痛や不快や不能にからむ不安とともに多彩な人生背景を持った患者それぞれの揺れ動く思いが錯綜している。その個々の思いや場面に直接触れる看護師は、持てる知識と五感をフル稼働させて支援の必要の有無を探り、それに応じた実践を重ねながら自らの経験知をつくりあげていく。

　その固有のプロセスの中に看護の本質に触れる貴重な宝が潜んでいることからも、印象深い体験をその場限りにしてはならない。感動や疑問を含めありのままの体験を自分の言葉で語り、聴き手の同僚と共有できる職場文化の形成こそ真の看護に近づく道である。

　それゆえに、全篇が患者とともに創った物語で構成されている本書の現代的意味は極めて大きい。「本当の看護」に向かってひた走る著者自身の臨床実践を通して得た知と技を、個々の物語を通して展開しているのだから。まさに、20世紀の偉大な先達ヘンダーソンの教えを日本の臨床に活かした「現代版－看護の基本となるもの」である。

総論は3項から成り、看護ナラティブを紡ぐのは看護の価値の明確化を図るためとして、看護師自身の内省による実践の記憶、自律に向かう視点等をリアルな物語によって深めている。また、患者体験のナラティブが学生にもたらす効果にも触れていて興味深い。

　圧巻は、ヘンダーソンの「看護の構成要素」に基づいて語られる著者の惜しみない感性の発露とも言える物語の集積である。患者とともに創る物語の真実の重みと1人の看護師の成長の足どりが重なって、「本当の看護へ」の具体的な道筋がいっそう明らかになる。

　最終の特別篇は、目下進行中のCOVID-19パンデミック下で、看護が看護たり得た実践とも言える「熱布バックケア」に関するもので、看護が人工呼吸器やエクモと並び呼吸症状緩和に役立つことを示唆している。

　本書は、これまでに醸成されたよりよい看護のありようを土台に、これからの看護の道筋を示唆する内容が読む者を勇気づけることは間違いない。そして現在進行中の、看護を医行為に傾斜させる流れに一石を投じることにもなるだろう。「臨床の看護を迂回して高邁な看護への道などあり得ない」（シオバン・ネルソン）との言葉を反芻しながら、臨床は尽きることのない学びの泉であることへの確信を強くした。本書の刊行を心から喜びたい。

自分たちがなすべきことは何か、本当の看護とは何か、本書で真摯にこの問いに向き合う看護師の探究に出会い、ともに考え、歩みを始めませんか。

高田早苗
日本看護学教育評価機構代表理事
元日本赤十字看護大学学長、同大学名誉教授

　内山さんは、30年近くに及ぶ看護実践の経験を携えて本書を執筆されました。その実践の場は、地域医療を担う病院であり、救急部やICUといった急性期ケアの第一線の医療現場です。本書の魅力のひとつである現場のリアリティ、患者の厳しい病状や医師の指示をめぐる緊迫したやりとりが読み手に伝わってくる生き生きとした語りは、この豊かな実践経験があって初めて可能になったと思われます。

　しかも、いくつかの物語に登場する内山看護師は、クリティカル・ケアの極めつきのエキスパートです。息も絶え絶えで運ばれた先の病院に内山看護師がいてくれたらどんなにか心強いだろうと感じる読者は少なくないでしょう。けれど、どのようにしてこの卓越性を得たのか、身に着けたのかは、本書の中にその答えを読み取ることはできますが、焦点そのものではありません。

　急性期ケア領域で患者さんの命と向き合ってきた内山さんは、看護

の使命、看護師がやるべきことは、患者さんの日常生活ケアにあると確信します。この確信は、ナラティブと出会い、ナラティブをものにする中で形作られ、さらに後日内山さんが大学院で学ぶ中で理論的裏付けを得て明確になっていったのだと思われますが、コアは看護実践経験そのものにあることが読み進むうちにはっきりしてきます。

　第6話に、ICU入室中の患者に人工呼吸器装着下で移動式浴槽での入浴を実現するストーリーが紹介されています。術後の縫合不全で連日の創部洗浄を受けていた女性は「生きる気力を失いかけていた」のですが…、この後は本書でご自身の目でお確かめください。入浴を実現するまでのプロセスも含め、心躍るような場面に出会えます。

　今この時代、看護はどこに向かっているのでしょう。行政が進めようとしている方向でよいのか、疑問をお持ちの看護師は少なくないと思われます。自分たちがなすべきことは何か、本当の看護とは何か、本書で真摯にこの問いに向き合う看護師の探究に出会い、ともに考え、歩みを始めませんか。

動き、語り、一心に患者を見つめる姿が目に浮かぶ。「本当の看護」が立ち上って来る。

井上智子

国際医療福祉大学大学院教授・成田看護学部長
元国立看護大学校長、東京医科歯科大学名誉教授

「人の役に立ちたい」「人を助けたい」とその志望動機を語る受験生は多い。「どんな風に? 具体的なイメージは?」と尋ねると、その先が出てこない。指摘したいわけではない。看護師のどのような行動や言葉が人の役に立ち、どう人を救うのか、看護職であっても自信をもって答えられる人は、実は少ないのではないかと思う。

　一つの手技が蘇生に繋がり、言葉が癒しをもたらすことはある。日常の看護はもっと地味だ、日常の積み重ねこそが看護だ、などと言うつもりもない。看護とはまさにその看護師の思考と言動と思いで構成されるものだと思っている。

　そして臨床では看護師十人十色のケアの(ケア未満の)風景が繰り広げられている。それぞれの看護師がそれぞれの思いで自分の「看護」を紡いでいる。

　だからこそ、「本当の看護」を、そしてそれを綴ることに大きな意味がある。著者の思いが詰まった「本当の看護」の語り(ナラティブ)を目の当たりにして欲しい。

著者の内山孝子氏は、30年近く臨床看護師経験と、その間も研修や勉強会で学び続け、大学院修了後は大学で教鞭をとりながら臨床看護の力を様々に発信し続けている、実に魅力的（と書いて、チャーミングと読む）な人物である。

　本書に登場するのは、ごく普通に出会う事例ばかりだが、関わる看護師の患者にそそぐ眼差しと寄せる関心が温かく、特に繰り出す看護の技（わざ）が尋常ではない。知識と経験に裏打ちされている。
　そして全篇を通して看護師としての誇りと自信があふれている。だからと言ってスーパー看護師の話ではもちろんない。むしろ著者は自身に対しては何も語らない。

　看護を志し、学び続け、看護の現場を真摯に歩んだ中で身に付けた、「人の役に立ち」「人を助ける」看護師の軌跡の18話。内山氏が動き、語り、一心に患者を見つめる姿が目に浮かぶ。「本当の看護」が立ち上って来る。

はじめに

「本当の看護へ」というタイトルのこの本を
手に取ってくださったあなたへ

　看護師は、誕生から最期の時まで、その人らしい人生を全うできるよう、看護技術を駆使して、苦痛を緩和し、その人が健康を回復して、新たな疾病や苦痛を予防し、健康の増進の援助をします。またはその人らしく生ききる、人間らしい死を支えることが看護なのです。

　どのような状態や状況にあろうとも、生きようとするその人の力を削がないよう様々なことを整えることが看護です。そのためには、時に、一般原則や決まり事から外れることがその人にとって持てる力を引き出すことにつながることがあります。

　それは、多職種と連携を図る要である看護師だからできるのです。看護実践を積み重ね、折に触れてその実践の意味を振り返って考えることが、自律した看護への一歩であるという私なりの答えにたどりつきました。

　自律した看護であるためには様々な困難や乗り越えるべき障壁があります。看護は患者に安楽を提供し、その回復過程を整えることが第一義的な役割です。しかし、看護師の中に根強くある文化は安全第一主義です。この安全第一主義が患者さんの安楽を阻害している現実があるということは多くの方が理解できることでしょう。

　やりたい看護ができない、患者さんが必要としている看護を提供できないのはなぜでしょうか？ 高度化し複雑化した医療現場では、ついつ

い医療者の文脈で治療中心・業務中心で物事を展開しがちとなります。患者さんの安楽を最優先しようとすると十分な時間がないということを理由に、患者さんを中心として思考し実践することをないがしろにしては、看護の価値を明確化することはできないことに気づきます。

　しかし、一つ一つ、困難であると思うようなことも、発想豊かに周囲を巻き込み不可能を可能にすることで、道が開けることがあります。このような体験をされたことがある方もいらっしゃることでしょう。私のこれまでの実践の中で患者さんやその家族から何が看護となり、看護とならないのか考える機会をいただきました。

　看護は実践の科学と言われています。その場その場の看護実践は、一度きりのものです。だからこそ、その看護実践が患者さんと看護師にとって、またご家族と看護チームにとってどのような意味があるのか言語化する必要があると思います。

　特に医療の現場では、効率化が進み、申し送りの時間が短縮されたり削減され、詳細で人間的な看護実践、看護の知を言語化する場が少なくなっています。その実際を紹介したのが、本書のきっかけとなったWEB MAGAZINE「月刊ライフサポート」に2021年4月号から2022年12月号まで21回にわたって連載していただいた「"杖患者"の物語―看護の自律に向けて」です。

　本書は、この21話を、「第1部 総論篇 "看護ナラティブ（物語）"から学ぶ臨床の知と技」、「第2部 各論篇 患者と看護師の物語 ――"看護ナラティブ"の実際」として再構成したものです。

　総論篇では、"物語（ナラティブ）"について説明しています。「ナラティブは価値を示すので、学習に大きな影響を与える可能性がある」

(Bergman, 1999)と言われています。「ナラティブは、人々の興味と関心を引きつけ、詳細を連想させ、自分の立場に置き換えて伝えることで新しい発見をもたらします」(Davidhizar & Lonser, 2003)。

　ある看護師の物語を聞くことで、他の看護師は同じような状況での自分の経験を思い出し、共感し、自身の看護実践を価値づけることができるようになるかもしれません。実際に看護の初学者(看護学生)は、私のナラティブを聞くことで、看護師の自律的判断と責任について理解し、自身の理解を言語化することができることを紹介しています。

　各論篇では、これまでに私が経験した様々な看護場面での物語を紹介しています。連載から本書に掲載するにあたり、ヘンダーソンの基本的看護の構成要素を参考に掲載の順番を変更しました。

　その理由は、ヘンダーソンが、「看護活動の多くは単純であるが、特定の患者の特定の要求にそれを合わせる時に複雑な活動となる(中略)。ハンディキャップとたたかう患者、あるいは死が避けられないときに厳然と死にゆく患者が"生活の流れ"を持ち続けるのを助けるには、看護師がもっともふさわしい立場にある」(ヘンダーソン、『看護の基本となるもの』1960/2016、p.15〜16、湯槇ます・小玉 香津子 訳、日本看護協会出版会)と述べていることに感銘しているからです。

　どうぞ、関心のあるタイトルから読み進めてみてください。あなたが看護の道を選択してよかったと思い、そして、これからも歩み続けたい道であると確信するために、是非ともあなたと患者さんとの物語を紡いでいただきたいのです。

　本書が、あなたが看護実践について考える手がかりとなることを願っています。

第1部　総論篇

"看護ナラティブ(物語)"から学ぶ臨床の知と技

1

§1

"看護ナラティブ(物語)"を
紡ぐ意味

自己の看護実践を内省し記憶に留めるために

　高度化し複雑化した医療現場では、ついつい医療者の文脈で
治療中心・業務中心で物事を展開しがちとなります。患者を中心
として思考し実践することをないがしろにしては、看護の価値
を明確化することはできないことに気づきます。

知識の伝達に効果的な方法の1つに"物語（Narrative）"が位置づけられています（Brown, Kirkpatrick, Mangum & Avery, 2008）[1]。Bergman（1999）は、物語は価値を示すので、学習に大きな影響を与える可能性があると述べています[2]。

　物語は、人々の興味と関心を引きつけ、詳細を連想させ、自身の立場に置き換えて伝えることで新しい発見をもたらします（Davidhizar, R. & Lonser, G., 2003）[3]。ある看護師の物語を聞くことで、他の看護師は同じような状況での自分の経験を思い出し、共感し、自身の看護実践を価値づけることができるようになるかもしれない（Heinrich,1992）[4]。

患者と共に作る
"看護ナラティブ（物語）"に取り組む

　私は、まさしくこの体験をしましたのでご紹介したいと思います。

　2003年、私は、川嶋みどり先生が所長を務めておられる「臨床看護学研究所」で学ぶ機会を得ました。ここではじめて、一人称で心に残っている自分の看護経験を振り返り、患者と共に作る"看護ナラティブ（物語）"に取り組みました。

　はじめて看護ナラティブを記述することは大変難しく時間がかかりました。なぜなら、いつどんな場面で何をしたかは、日常的にカルテに記載しているので記述することができます。しかし、その場面で自分が何を感じ、考え、時に迷い、どのようなケアを提供したのかについて詳細に記述した経験がありませんでした。

　カルテは、要請された際には開示するというものでありますから、情報と実施内容とその結果のみを正しく簡潔に記載することが求められています。紙カルテの時代は、患者さんの物語を記述している先輩が

まれにいたことを記憶しています。

　他の人が看護ナラティブを読んで、その場面が目に浮かぶように、そして、その患者さんやご家族、他のスタッフとの関わりが、患者さんにとってどのようなアウトカムをもたらしていたのか、さらにそのことが自分自身にとってどのような意味を持っているのかについて解釈し、他者に伝わるように記述することは簡単なことではありませんでした。

　私は、本書の第9話でご紹介した小田さん（仮称）の看護ナラティブを記述しました。「自己を物語ることは、単純に過去の自己を語るのではなく、過去の出来事や経験について現在の自己と往復しつつ反省しながら語ることなのである」[5]と杉田氏が述べていますが、小田さんという患者さんに起こった出来事は変化しようのない事実です。

　しかしながら、私という人間が繰り返し小田さんに対する看護を物語るたびに、内省し新たな気づきがあるので、少しずつ語り方や焦点をあてる視点が変化していることに気づきます。

　苦労して記述した看護ナラティブの発表会では、同期の研修生の看護ナラティブを聴き、その場面が目に浮かび、彼女らの物語に引込まれました。川嶋先生は、研修生の看護ナラティブにあいづちをうち、時に質問をして、それぞれの看護実践を言語化する支援をしてくださいました。

　私たち研修生は川嶋先生と共に看護ナラティブを紡ぎ、それぞれの看護ナラティブの持つ力に感動しました。折に触れて看護ナラティブに取り組み、自己の看護実践の内省をしていく重要性に気づかされました。

　素晴らしい看護実践が言語化されず、それぞれの看護師の中で十分な意味づけもされずに記憶に埋もれてしまっていることにも気づくこ

とができました。それぞれの看護ナラティブには、看護における経験知、倫理知、個人知、アート（art）が含まれています。

　高度化し複雑化した医療現場では、ついつい医療者の文脈で治療中心・業務中心で物事を展開しがちとなります。患者を中心として思考し実践することをないがしろにしては、看護の価値を明確化することができないことに気づきます。まさしく、川嶋先生がおっしゃる通り「患者さんは最高の教科書」なのです。

なぜ「患者の物語」を綴るのか？

　私が患者さんの物語を綴る理由を立ち止まって考えてみようと思います。『看護の危機 人間を守るための戦略』（ライフサポート社、2008）[6]の表紙に、

　　看護の価値を明確化して、
　　社会へ明言すること
　　健全な労働環境を確保すること
　　そして、次世代の育成に励むこと
　　これらの挑戦が、
　　看護の明日を切り拓く

とあります。

　「看護とは何か」を改めて考えたいと大学院で学び、もともと看護教員になることを目的として進学したわけではなかったのですが、これまでの看護経験をこれから看護初学者に伝えたいと考え看護教員となり、ますます、前述の言葉の力強さを感じずにはいられません。

この言葉を実践する1つとして、看護の価値を示し、社会に表現する方法が「患者と看護師の物語」なのだと考えます。そして、この「患者と看護師の物語」を1つの教材として、次世代の育成に励む挑戦をはじめなければならないと考えています。この挑戦が明日の看護を切り拓くことにつながると信じています。

看護師としての判断と主治医の判断

　津田さん（仮称、60歳代、男性）は、肝硬変による腹水貯留のため入退院を繰り返している方で、病棟の看護師にとってなじみの患者さんでした。入院初日の津田さんは、まるで臨月の妊婦さんのおなかほどの腹水が貯留していました。

　「臨月だから今回もよろしく頼むね」とにこやかに入院されました。1回の腹水穿刺で8～10ℓの腹水が回収され、腹水ろ過濃縮再静注法（CART）註を行っていました。

註：腹水ろ過濃縮再静注法（CART）とは、癌や肝硬変によって溜まった腹水から濾過器と濃縮器を用いて有用なタンパク成分（アルブミンなど）を取り出し、再び体内に点滴で戻す治療です。

　血液製剤としてのアルブミンは他人の血液から作られるため体内に入れるとアレルギー症状が出る場合があります。しかしCARTでは自身の体内で生成されたタンパク成分を体内に戻すのでアレルギー症状の心配がありません。溜まった腹水を抜くことによってお腹の圧迫感や苦痛の軽減にも繋がる処置です。

　CARTを定期的に行っていた津田さんでしたが、徐々に黄だんが出

現してきていました。津田さんの腹水穿刺が行われるのは、主治医の外来診療と午後の内視鏡検査が始まる間の時間でした。ですので、津田さんの濃縮した腹水が病棟に届くのは夕方でした。通常、届けられる濾過された腹水は薄黄色の透明な液体です。

　しかし、その日、届いた津田さんの腹水は緑がかった黄金色に少し茶色が混じったような色をしていました。この色から、多量のビリルビンが含まれていることがわかります。

　主治医からは、濃縮還元腹水を投与する指示が出されていました。私は、主治医に、今回は濃縮還元腹水の投与の指示を受けることができない旨を伝えました。その理由が津田さんの濃縮還元腹水には多量のビリルビンが含まれていると考えられるので、投与により高ビリルビン血症を引き起こすことになると考えるので、指示を受けることはできないと電話で伝えました。

　主治医は納得がいかないようで、指示通り、投与するようにと言い、その声のトーンは低く、オーダーはすぐに変更されませんでした。主治医は、届けられた津田さんの濃縮還元腹水を見ていなかったのです。
　私は、主治医に病棟に来て、津田さんの濃縮還元腹水を直接見てほしいと伝えました。主治医が、外来と検査で疲れ切っていることは理解していましたが、指示を受けるわけにはいかないと思いました。津田さんは、いつものように、濃縮還元腹水を点滴してもらえるのを、夕食をお預けで待っているのもわかっていました。そのために、今回も入院してきたのですから。

　津田さんには、濃縮還元腹水は届いていますが、確認事項があるので、主治医が病棟に来るまで待ってほしいと伝えました。津田さんは、これ

までに複数回、CARTを受けていて、長い主治医との関係性がある方です。

「先生は今日も忙しくしているんだろ。自分の昼休憩も削って、今日もおなかの水を抜いてもらったんだから、待つことくらい何ともないよ。特別することもないし。おかげで今日は体も軽くなってるしね。気にしなくていいよ。テレビでも見ながら待ってるよ」とニコニコしながら話されました。

しばらくして、主治医は病棟にやってきました。主治医は、「このために津田さんは、入院してきたんだから、指示通りにやってほしいんだけど」と言います。

私は、緑がかった黄金色の濃縮還元腹水を主治医に見せました。

「これは、つなげられません。これを入れると、高ビリルビン血症になりますよね」

「もともと、津田さんの体の中にあったものなんだから、戻していいと思う。看護師さんからの指示はいらないんだけど」と不機嫌です。

それでも、納得がいかない指示を受けるわけにはいかないので、「末梢ルートはロックしてありますので、ラインの準備もしますから、先生が実施されるといいと思います。他の看護師にも指示を受けないように伝えてあります」と答えました。

主治医はびっくりした顔をして、少し考えて、消化器内科の医師や、腹水の濃縮を担当してくれた臨床工学技士と相談をして、結局、津田さんへの投与は中止となりました。

主治医は、津田さんに「少し黄だんが出てきて、今回は残念だけど、

点滴で成分を体に戻せない。待ってもらったのに申し訳ない」と丁寧に説明をしました。

津田さんは、「先生が悪いんじゃないから、謝らないでいいよ。この次のことは、僕の体次第だね」とおっしゃいました。

津田さんと主治医は何年もの付き合いがあり、津田さんは主治医を心から信頼していました。この治療をやめなければならないということは、津田さんの治療方針のフェイズが変わることを意味していました。

「医師の指示」に対する看護師の自律的判断

私は、「治療・処置における看護技術と判断」に関する科目の授業と演習を担当しています。この科目の第1回目の授業では、診療における「医師の指示」に対する看護師の自律的判断と責任について説明をする際に、津田さんの物語を紹介しました。

私の看護師としての看護実践の話を聞く際には、下を向いていた学生（1年生）も、この津田さんの話になると、私の顔を見ながら前のめりになって話を聞いてくれます。私は授業後、毎回、学生の授業の理解度や質問・感想を提出してもらっています。

一部ですが、学生の反応をご紹介します。

- 看護師がどのようなことを考えて仕事をするべきなのか、また、責任の所在などについてもよく学ぶことができました。
- 医師にそこまで立ち向かえる根性を身につけておくべきだと思いました。
- 今までは、すべて診療の補助は医師の責任で、また医師のほうが

立場が上だと考えていたので、看護師も自ら判断する責任があって医師とは対等な立場だと知って驚きました。

- 看護師であり、1人の医療者という自覚を持って、患者に接する大切さを学ぶことができてよかった。

- 医師の指示だったとしても、看護師は看護師の責任を果たし、患者を守らなければならないという先生の話を聞いて強く心を動かされるものがあった。命に携わるということを改めて強く責任を感じたとともに、先生が取った「当たり前ともいえる勇気」に感動した。

- 先生が実際に医師の指示通りにできなかった患者さんの話を聞いて、医師の指示通りに仕事をするだけでなく、自分の判断で行動する必要があり、看護師は責任のある仕事であると改めて感じました。

- すごく医療現場の実態がリアルに分かり、面白いなと感じたし、興味深いと思いました!! 将来、自分が看護師になった時、医師に指示されても、自分がおかしいなと思った場合は、申し立てを行い医師と協議していきたいなと思いました。

　1年生（看護の初学者）であっても、私の"患者と看護師の物語"から、「興味と関心を喚起し、詳細を連想させ、自身の立場に置き換えて新しい発見をもたらします」（Davidhizar & Lonser, 2003）[3]。「ある看護師の物語を聞くことで、他の看護師は同じような状況での自分の経験を思い出し、共感し、自身の看護実践を価値づけることができるようになるかもしれない」（Heinrich, 1992）[4]。

　"物語"を語ること、そこには、起こった事象だけでなく私の価値や信念が埋め込まれています。あるべき論を説明しなくとも、診療における「医師の指示」に対する看護師の自律的判断と責任を学生は理解し、

自分の理解を言語化していることに驚きます。

　私の患者さんたちは、私自身のこれまでの看護実践の支えになって
くださった方ですが、今歩んでいる看護教育の道を歩いて行く際の導
きにもなってくださっています。これが、私が患者さん物語を綴る理由
なのだと思います。私は、患者の物語を綴っているのではなく、これま
でに出会った患者さんたちに綴らされているのかもしれません。

参照文献

1) Brown, S. T., Kirkpatrick, M. K., Mangum, D. & Avery, J. J. : A Review of
Narrative Pedagogy Strategies to Transform Traditional Nursing Education,
Journal of Nursing Education, 47 (6), 283-6, 2008.
2) Bergman, P. : Storytelling as a teaching tool, Clinical Excellence for Nurse
Practitioners, 3, 154-157, 1999.
3) Davidhizar, R. & Lonser, G. : Storytelling as a teaching technique, Nurse
Educator, 28, 217-221, 2003.
4) Heinrich, K.T. : Create a tradition : Teach nurses to share stories, Journal of
Nursing Education, 31, 141-143, 1992.
5) 杉田浩崇 : 教育を哲学してみよう── 物語ることによる自己変容と看護実践、
看護教育、61 (4), p.360-364, 2020.
6) L.エイケン、P.ベナー、J.ワトソン、J.クリフォード、S.ゴードン、S.ネルソ
ン他 : 看護の危機─人間を守るための戦略、ライフサポート社. 2008.

§2

看護の自律に向けて
取り巻く課題への確かな視点

　看護師は、誕生から最期の時まで、その人らしい人生を全う
できるよう、看護技術を駆使して、苦痛を緩和し、その人が健康
を回復して、新たな疾病や苦痛を予防し、健康の増進のための
援助をします。またはその人らしく生ききる、人間らしい死を
支えることが看護なのです。

これまでの看護実践現場を振り返りますと、私が勤務してきた環境が影響しているかもしれませんが、現在よりも、新人の頃の方が多くのことを看護師が実践していました。

　私が看護師とし10年目を迎えた1999年に相次いで起きた医療事故（横浜市立大学医学部附属病院の"患者取り違え事故"、都立広尾病院での"消毒薬の誤投与事故"など）は、いずれも刑事事件に発展しました。

　医療事故が民事責任だけでなく、刑事責任を問われる時代となり、社会的に大きな関心を集めるようになりました。それまで、医療事故はあってはならないものとされていましたが、これらの事故を受けて2000年以降、医療事故は起こりうることに変化しました。

　しだいに、これまで看護師が実施していた行為を行わないようになったと記憶しています。そして、看護師で判断して実践していた生活行動援助について、看護師が判断できること、判断しなければならないことも、医師に指示を求めるようになっていきました。

　生活行動援助に関しては、治療上禁止でない限り医師の指示は不要です。看護技術を駆使して、その人の苦痛が緩和されるように、これから生じるかもしれないと予測したことが起こらないように、また、今ある苦痛が増強せず日常生活が送れるようにその人の生活背景に応じて工夫しながら援助することが、看護の専門性だと考えます。

方向性を間違えてはいけない問題

　日本看護協会から「看護の専門性の発揮に資するタスク・シフト/シェアに関するガイドライン及び活用ガイド」（2022年6月15日）が公表されました。また、機関誌「看護」2022年11月号では、このガイドライン

について解説されています。

　人口構造や疾病構造等の社会や医療を取り巻く環境に大きな変化が生じており、タスク・シフト／シェアの推進は、国を挙げた多職種が関与する大きな医療の変革であると説明されています。

　「タスク／シフト／シェア」は、「従来、ある職種が担っていた業務を他職種に移管すること又は他職種と共同化すること」という意味で使用すると用語を定義しています。ただし、タスク（業務）を他職種にシフト（移管）するのか、他職種とシェア（共同化）するのかによって、各職種の責任の範囲や業務実施体制は大きく異なるため、各医療機関において検討・議論する際には「タスク／シフト」と「タスク／シェア」は使い分けることが必要であると説明されています。

　このガイドラインの基本理念を抜粋します。

1. 国民に必要な医療を安全かつタイムリーに提供できる
2. 法令で示されている各職種の業務内容や業務範囲、指示のあり方等について理解し、守る
3. 「看護職の倫理綱領」(2021年) 及び「看護業務基準」(2021年改訂版) に準拠する
4. 患者にとっての利益を共通目標とし、多職種でタスク・シフト／シェアについて取り組む
5. 看護師がさらに専門性を発揮し、患者中心のより質の高い医療を提供できる環境を整備する

　このガイドラインのp.9に掲載されているコラム（次頁参照）では、「新たな看護のあり方に関する検討会報告書(2003)」を引用し、療養上の世話には、医師の指示は要せず、看護（師）が判断することが明記され

ています。

　タスク・シフト/シェアを論ずる前に、療養生活支援の専門家として、症状マネジメントを含め、患者の状態やその変化に応じた必要な医療・看護を提供するとともに、療養生活が継続できるよう、的確な看護判断と適切な看護技術を提供する責任を果たさなければなりません。

　このガイドラインで注目すべきはこの点であると思います。医師のタスクのシフトを受け入れることに比重を置くのではないのです。私はこのように解釈したいと思います。

　医療の特性や診療業務の特殊性もあり、医師の過労死レベルの長時間労働により医療現場は支えられてきました。診療科によって異なりますが、当直明けも夕方まで連続勤務し、夜遅くなっても翌朝は通常通りに勤務する医師たちと一緒に働いてきました。

　たとえば、くも膜下出血でクリッピング術後の患者さんが、夜間、意識レベルの低下や容体の変化があり、当直医では対応ができないため、

直接、主治医に連絡して対応を求めることも頻回にありました。

　医師の家族にも夜間の連絡はストレスになっていたに違いありません。本書の第6話で紹介した青木さんの主治医も、毎日、日曜日も欠かさず創部洗浄のためにICUに来ていました。

　§1で紹介した津田さんの主治医も同様です。医師の働き方改革は、これまでに一緒に働いた医師たちのことを考えると絶対に必要だと思います。

　ですが、そのために看護（師）が患者さんの生活行動援助を他の職種にシフトしていくことが正しいことだとは思えないのです。医師業務のタスク・シフトを積極的に受け入れることに着手する前に、看護として熟慮しなければならないことがあります。それは、看護独自の機能についてです。

　川嶋は看護独自の機能について以下のように述べています。長い引用になりますが、私は、このことをすべての看護師に理解し実践してほしいと願っています。

　看護独自の機能は、個人の個体レベルの生活行動援助にあるのです。生活行動というのは「息をする」「食べる」「眠る」「排泄をする」「身体をきれいにする」といった、生命を維持する習慣的な行動で、それなしには一日も人間らしく生きていくことはできないといってもよいものです。（中略）

　専門的な援助というのは、かつてその人が自分で行っていたのと同様に、あるいはできるだけそれに近づけた方法でできるように援助することになります。（中略）

　生活行動援助そのものが、身体的苦痛を癒やし、前向きな闘病意欲を動機づけるのに有効な方法でもあります。まさに医薬品に頼らない、

その人自身の可能性に働きかける技術といえるのです。（中略）

　心身を安楽にすることはストレス緩和につながり、結果として免疫力を高めて、自然治癒力を促すのです。（中略）

　医学の進歩や高度医療技術による成果は人類すべての喜びではあるが、これに伴う新たな問題、すなわち医原性疾患や人間疎外といった状況も生じています。

　それだけに、人間の持っている潜在的な看護治癒力に働きかける看護は、現在医療のひずみを正すうえでも極めて重要な役割を持っているのです。どのような病気や障害があっても、人間の尊厳をふまえ、その人らしく生きて行くことを可能にする看護実践。これをより高め、人びとの生命と健康に貢献できる確かな社会機能としていくために、奥深く魅力的な看護学の探究への道を歩もうではありませんか。

（『アエラムック　看護学がわかる』、p.4〜8、朝日新聞社、2000）

看護実践の中心は「生活行動援助」

　本書に収めた「患者と看護師の物語」を振り返ってみますと、「息をする」「食べる」「眠る」「排泄をする」「身体をきれいにする」といった生活行動にこだわり、看護実践をしてきたのだと改めて確認できます。

　患者さんやその家族との人間的な関わりは、まさしく私にとっての長い看護実践を歩む"指標"であり、「看護とは何か」を考える礎でありました。

　私が所属していた看護チームの経験ですが、あらかじめ血圧・尿量・血糖値・ドレーン廃液量・カリウム値・鎮静の深度・脈拍数・ACT（活性化凝固時間）などの包括指示を受けて薬剤の調整や輸液、人工呼吸器

の調整、一時的ペースメーカーの設定変更、経皮的心肺補助装置の操作および管理などに対応していました。

現在、「特定行為」38項目のうち、実施したことがない行為は、ドレーン類の抜去、挿入、カテーテルの挿入、褥瘡の壊死組織の除去など13項目です。これらの行為を看護師が実践する意味を私は見い出すことができないと考えています。

その他25項目は、主治医があらかじめその患者に起こりうると予測されている事象に対する"包括指示"で実施していた行為です。患者さんの状況に合わせた、薬剤の調整や医療機器の調整は、患者さんの生命の安全を守るために必要であり、直接、患者さんの安楽を左右する行為でした。

患者にとっての安全・安楽

タスク・シフトにより、看護師が診療補助に傾斜していくことが、患者さんを中心とした考え方なのでしょうか。医行為は医師が、看護行為は看護師が行うことが患者さんにとって安全であり、安楽なのではないでしょうか。

医師の働き方改革は、先に述べたとおり重要な課題であると考えています。ですが、医行為に傾斜していくことが看護師の役割拡大につながるとは考えにくいように思います。看護師の役割はすでに幅広いのですから。

看護補助者へのタスク・シェアについては、看護の専門性から考えると慎重に検討する必要があると思います。

モーニングケア、食事介助、清拭介助、入浴介助、排泄介助などは看護補助者にシェアされています。しかし、これらの援助場面を通して、

患者の日々の状況把握が可能になると共に、これらのケアの場が患者の生活行動支援をする絶好の機会、看護独自の機能を発揮する実践の場であることを忘れてはならないと思うのです。

看護の自律

　マーサ・E・ロジャーズは、『看護論』（1970/1979、医学書院）で、「看護実践は、柔軟性と創造性、個別的かつ社会的な志向性をもち、人間に対する思いやりと優れた技術を備えていなければならない」（p.155）と述べています。

　安全文化を優先することで、看護実践現場の柔軟性と創造性は萎縮してきた背景があり、高等教育化が進んでいて、エキスパートナースも増えているはずなのに、看護の自律を成し遂げることができていないことに真摯に向き合い改善していかなくてはならないと危機感を感じます。

　パトリシア・ベナーは、『エキスパートナースとの対話―ベナー看護論・ナラティブス・看護倫理』（2004、照林社）の中で、「看護師たちは、多くの実践的で経験的な知識を開発しているが、それらはいまだ十分に、説明・発言されていない」（p.146）と指摘し、「実践に関するナラティブは、経験学習から得られる臨床的な思考・知識とともに、その実践の本質・内容を明らかにする。実践者にとってナラティブは、自分の実践を理解するための資源であり、同僚の臨床知識を理解し共有するための資源である。組織にとっては、システム的な問題が明確になり、実践を強化する要素や阻害する要素が浮き彫りになる」（p.149）と、看護実践を物語る意義を示しています。

また、川嶋みどりは、『看護を語ることの意味―"ナラティブ"に生きて』（2007、看護の科学社）の中で、「臨床での自らの経験をストーリーとして語ることを通じて、これまでに誰もがその必要性を認めながら困難であった臨床経験を言語化し、これを集積し客観的法則性を明らかにして看護技術の構築に役立てること」を説いています。

　その際には、「看護は人々の生活の中から生まれた専門職であるので、人々に伝わる言葉で話し、わかりやすく書くということが重要である」と述べています。

　私は、川嶋やベナーの影響を受け、これまでの看護実践を振り返り、「患者と看護師の物語」を綴ることで私なりの「看護とは何か?」という問いの答えの一端にたどり着くことができたように思います。

　一人ひとりの患者さんが、これまでどのように生きてこられたのか、どのようなことがその人を消耗させ、どのようなことが生きようとする力を引き出すのかを見出し、看護師の手を用いて実践すること――これが看護なのだと。

　看護を受ける人々には、ぜひ、「病気になったこれまでの背景とこれからの人生」について一緒に考えることを看護師に求めて欲しいと思います。なぜなら、看護師は"病気"をみて医師の補助をする存在ではないからです。

　看護師は、誕生から最期の時まで、その人らしい人生を全うできるよう、看護技術を駆使して、苦痛を緩和し、その人が健康を回復して、新たな疾病や苦痛を予防し、健康の増進のための援助をします。またはその人らしく生ききる、人間らしい死を支えることが看護なのです。

　看護師が、何が看護であるのかを言語化することが自律の第一歩なのだと思います。

「患者と看護師の物語」に込めた
"看護ナラティブ(物語)"の可能性

　本書に記載した「患者と看護師の物語」を振り返ると、私に物語を書かせてくださった"思い出の患者さん"との関わりから学ばせていただいたことの意味づけが十分であっただろうか、それぞれの患者さんについて、私がまだ言語化できていないことがあるのではないだろうかとも思います。折に触れて、"患者さんの物語"を紡ぎ直してみたいと思います。そして、"患者の物語"を読んでくださった方が、是非ともご自身の"患者の物語"を綴っていただきたいのです。

　ベナーがナラティブを書く方法について言及していますので引用します(『エキスパートナースと対話、ベナー看護論・ナラティブス・看護倫理』照林社、2004より)。

　臨床的な実践は本来、それ自体が知識を得る方法である。臨床ナラティブは、最近あなたが経験した臨床上のストーリーであることが望ましく、また、次に示す状況を一つ以上含むとよい。

- 自分の介入が患者の結果に、直接あるいは間接的(スタッフの支援)に、大きな変化をもたらしたと感じる状況。
- 通常よりもうまくいった状況。
- ケアの崩壊が起こった状況(計画通りに進まなかったことなど)。
- 典型的でよくある状況。
- 看護の真髄が伝わるとあなたが考える状況。
- とくに過酷な状況。
- 何らかの理由であなたの記憶に深く刻まれている状況。

また、臨床ナラティブを書く上では、以下の事柄を含めることが望ましい。

- 臨床状況の前後関係（勤務帯、一日のうちの時間、スタッフ資源の状態など）。
- 起こった出来事に関する詳しい記述。
- なぜその状況が、あなたにとって重要なのか。
- そのときあなたが感じた懸念は何だったか。
- その状況が起こっているとき、あなたは何を考えたか。
- その状況の最中、そして事後に、あなたはどう感じたか。
- 自分が最も過酷だと感じたことは何か（もしあれば）。
- 患者、家族、医療チームの他のメンバーなどとあなたが交わした重要な会話（実際の会話を再現するとよい）。

(p.161 ～ 163)

　看護師として経験を重ねるにつれ、看護とは何かを振り返り自分の言葉で言語化しなければと考えておりましたが、なかなか形にすることができずにいました。

　約30年看護実践家として患者さんと歩んできた道のりを振り返り、看護とは何かを考える旅を本書で果たすことができました。

§3

患者体験の"物語"
「ナラティブ」が看護学生に教えてくれるもの

　学生たちがその場面をどこまで想像できたかはわかりませんが、看護師のケアが患者さんの印象に残るのは、診療の補助として行った行為ではなく、入院生活における生活行動援助やその時の患者さんの思いに寄り添ったケア実践なのだということは強く印象に残ったようでした。

「ナラティブ」という概念は、歴史学や社会学、医学や看護学、さらには教育学などの分野において注目されてきました。私は本書で、私が出会った患者さんへの看護実践を"物語る"ことで、現時点で自己の看護実践を内省する機会を得られています。

杉田浩崇氏は、「教育を哲学してみよう――物語ることによる自己変容と看護実践」（看護教育、61：4、p.360〜364、2020）において、「物語る意味」を以下のように説明しています。

物語るという行為の多くは他者に対してなされる。どのような他者に対して語るのかによって自己の規定の仕方も変わってくるが、まずもって物語ることは他者の問いによってひらかれるものであるとともに、他者に理解してもらおうとする限りにおいて共同作業とも言える。自分の過去の経験の意味をあらためて考えるのである。

「ナラティブ（物語ること）」は自己完結するものではなく、他者とのやりとりのなかで生み出されてくる関係的なものなのである。信頼（trust）は自分以外の誰かに身を委ねることで培われていく。

人は言い淀みながらも語り（相手に委ねる）、相手に受け止められる（支えられる）ことで、物語っていくのである。

自己を物語ることは、単純に過去の自己を語るのではなく、過去の出来事や経験について現在の自己と往復しつつ反省しながら語ることなのである。（抜粋）

卒業研究の場で出会った"物語"

以前、学部生の卒業研究にあたり、ある企業にご協力いただき、"勤務されている方の手指消毒に関する調査"をさせていただきました。2日間

で300名を超える方が協力してくださいました。

　「蛍光塗料入りの手指消毒チェッカーローション」を、普段アルコールで消毒しているように塗り込んでいただき、「ブラックライト」で確認するという調査です。

　研究のデータについては学生が研究中ですのでここでお伝えすることはできないのですが、研究協力者と学生との間で本来、意図していなかった対話が生まれていることに感激しました。

　研究に協力してくださった方々は、看護学生の卒業研究に協力するために実施会場に足を運んでくださいました。

　手に「蛍光塗料入りの手指消毒チェッカーローション」をすり込んだ後、一人ひとり「ブラックライト」で確認をします。どの方も、「いつも通りにアルコール消毒ですね」、「いつもはもっと適当かも」と言いながら、最初はそれほど興味がなさそうだった方も、「ブラックライト」にかざした手を食い入るように見つめて、

　「あ～、全然、塗れてないですね」
　「え？　待って、今まで消毒できていると思っていたけど、ここことかことかも消毒できてないってことですね。家に帰って家族にも伝えます。子供が小さいんで」
　「私、ネイルを長持ちさせたいんで、意識して指先のアルコール消毒をしないようにしています。これ見て、指先に塗ってないことが確認できました。感染の予防にはやっぱり指先を消毒したほうがいいですか？アルコールってネイルに影響ないんですかね…」

　などと、それぞれの言葉で率直に学生に問いかけてくださいます。短い間の出来事ですが、参加者の数だけ"物語"があるのだと気付かされ

ます。

　その人が大切にしたいこと・ものが見えてきます。それぞれの価値観を大切にしながら、学生は、その発問に答えて、ブラックライトで照らし出された塗布できている箇所を説明して、塗り残しなく擦り込める方法を丁寧に説明していました。

　研究協力に来てくださったはずなのに、学生にお礼を伝えていました。そして、自分の職場に戻りながら、一緒に来られた方に、「どうだった？」とここでも会話が生まれていました。

　学生の調査のコーディネートをしてくれた千葉さん（仮称、50歳代、男性）は、「しっかり、社員に応対してくれて、頼もしかった」とおしゃいました。

看護師の"すごいケア"

　今回は、学生の研究調査のコーディネートをしてくださったこの千葉さんの患者としての体験を聞かせていただいたことをお伝えします。

　看護師にとっては特別なことではないことが、援助を受けた方にとっては記憶に残り、大きな意味を持つことがあります。千葉さんが、私たちが調査を終えて片付けをしている時に、次のように語られました。

　「僕は学生の時に、交通事故で頸椎を痛めて約2カ月入院して、看護師さんには、トイレや入浴などでいろいろお世話になりました。その際、看護師さんってすごいな〜と思った経験があります。

　車と自転車の事故で、僕は自転車でした。結構大変な怪我で、ずっとベッドで同じ姿勢でいなくてはいけなくて、痛くて、本当につらいときに、加害者の人が面会に来たわけです。

当然、僕は許す気持ちにもならないし、痛いし、とにかく早く帰ってもらいたいと思っていました。でも、保険会社の人や警察の人にちゃんと謝罪に行ってこいって言われたんじゃないかな、僕がいいって言うまで帰ろうとしなかったんですよ。

　その時、たまたま、もしかしたらたまたまじゃないかもしれないけど、看護師さんが僕の部屋に来て、僕の様子を見ていて、"検査の時間ですので"って言って、すーっとドアを開けて、扉の方へ手を動かして、加害者の人を部屋から出してくれたんです。実際には検査はなかったんですけどね。

　まだ僕は若くて、帰ってほしいって言えなかった。この時、看護師さんってすごいなーって心から感謝したことを鮮明に覚えています。

　事故で大きな怪我をして何から何までお世話になりましたけど、これが一番ありがたかったな。30年経った今でも、あの時の看護師さんには感謝してるんですよ。

　これから看護師になる学生さんに伝えられる機会があってよかった。今は元気でも、いつかは看護師さんのお世話になる時が来ますから、皆さんのお手伝いができてよかった…」

　千葉さんが入院した病院と学生は全く関わりがありません。しかし、学生たちは、千葉さんの話を頷きながら聞いていました。

　学生たちがその場面をどこまで想像できたかはわかりませんが、患者さんが看護師のケアが印象に残るのは、診療の補助として行った行為ではなく、入院生活における生活行動援助やその時の患者さんの思いに寄り添ったケア実践なのだということは強く印象に残ったようでした。

　この学生たちが来年には看護師として患者さんの前に立ちますが、おそらく、最初は仕事をこなすことで精一杯となることでしょう。まずは業務の段取りを覚え、患者さんにとって不利益（事故）がないよう、安全を重視して業務をこなすことから始まることになるでしょう。私も

新人の頃はそうであったことを思い出します。

　ですが、それだけでは看護とは言えないということを患者さんが時には厳しく身をもって教えてくださいます。

　今回聞かせてくださった千葉さんの物語を、いつしか思い出して、役立ててもらいたい。患者さんの話（物語）を聞いて、何かを感じ、考え、誠実なケアを提供できる看護師に成長して欲しいと思います。

　出会った一人ひとりの患者さんやその家族に関心を持ち、学ぶことが実に多いのです。

患者になる前にその人の生活がある

　コロナ禍において、大学内での学習や演習、臨地実習の制限がある中で学んでいる学生にとって、今回の研究で出会った参加者の方々とのふれあいは、貴重な経験となりました。ある学生は、

　「これまでの実習だと、会社員ということがわかればいいと思っていたけど、どんな職場でどんな内容の仕事をしているのか、興味が持てるようになりました。一般の会社について想像ができなかったんですが、それを聞くことが重要だと思いました。患者さんになる前にその人の生活があるんだってこと、当たり前のことだけど、その当たり前に気づくことができました。もう全部の実習は終わってしまったけど、もう一回実習をやりたい」

　と目をきらきらさせながら、話してくれました。

　コロナ禍で学ぶ場に制限はありましたが、学生は様々なことから吸収し学ぶ力があるということを感じます。

第 2 部　各 論 篇

患者と看護師の物語
"看護ナラティブ"の実際

2

第1話

「息ができるようにしてくれて
ありがとう」

手と耳と目の看護

　北川さんは、喘息発作を起こし、受診されましたが、薬の調整
をしてもらえて、「妊娠に備えて、薬物を必要以上に心配するこ
とはない、喘息のコントロールをしておくことの方が大事と教え
てもらいました」と、安心して治療を受けることができていました。

　病院というところは、患者に指示をして守らせるところだと考
えていた北川さんが、看護師の呼吸を助けるというケアを受け
たことで自身の考えを表現してくれました。そして、その実現に
向けてのケア、心身の健康に向けて役立つ情報を提供するケア
により、こんなにも変化したのです。看護実践の持つ力を教えて
くれました。

看護の基本

　北川さん（仮称、30歳代、女性）は喘息の重責発作のために入院となりました。しかし、かなりかたくなに苦しい呼吸の中でも入院を拒んでいて、やっと入院に首を縦にふったと、外来からの申し送りでした。一回り年上の夫に付き添われて病棟に上がってこられました。

　病室に到着した際の北川さんは、起坐呼吸で1分間に40回を超える頻呼吸、全身大量の汗をかいていました。担当医は、人工呼吸器が必要になる状況だと考えていました。北川さんは、このような状態でも、絞り出すように、「器械はいや」とはっきり意思表示をしていました。

　担当医は、北川さんの夫に「喘息の重責発作というのは、心停止することもあります」と伝えました。しかし、夫は、北川さんの希望に沿って治療してほしいとおっしゃいました。

　北川さんの呼吸状態から、押し問答している時間はなく、このままだと本当に心停止に至ってしまう可能性がありましたので、私は、北川さんのベッドに上がらせてもらって背中側から、左右の胸郭に手を当てて、胸郭の動きに合わせて、呼気時に胸郭を圧迫して、北川さんの呼吸を援助しました。

　指示を受けて実施したのではなく、呼吸を助けるのは、看護の最も基本的な役割だからです。

手と耳と目で援助する

　喘息の呼吸困難の特徴は、息を吐こうとするときに気管支が狭くなり、スムーズに息を吐くことができないことです。

北川さんのゼーゼー、ヒューヒューとした早い呼吸に合わせて、息を吐けるように援助を続けました。しだいに点滴で投与されている薬剤の効果が得られ、少しずつ呼吸回数も落ち着いてきました。私が始めた呼気介助でしたが、その日のスタッフが交代で北川さんの呼吸を助けてくれました。

　両手で北川さんの胸郭の動きを感じとり、耳で呼吸の音を聞いて、肩甲骨の広がりを目で見ながら、北川さんの呼吸を援助しました。

　最初は、黙って、北川さんの動きに合わせる、しだいに、北川さんの呼吸をアシストするために、「もう少しゆっくり、吐きますよ」と声をかけました。息を吐くことができれば、息を吸うことができます。

　呼吸が落ち着き、水分補給をしたら、極度の疲労から北川さんは、スーッと眠ってしまいました。

　眠りから覚めた北川さんに、なぜ、提案された治療を受けたくなかったのか、尋ねてみました。

　北川さんは、「可能な限り薬を使ってほしくない。器械に呼吸させられるのはどうしてもいやだった」、「薬は先生に言われたようにしてます」と口数少なく話してくれました。

　北川さんは、積極的にお話をしてくださる方ではありませんでした。夫から伺ったのですが、「病院にかかると、禁止事項ばかり並べられ、服薬指導や生活指導をされる。指示ばかりで病院は嫌なところ」と北川さんは日頃から話していたそうです。

　このお話を伺って、北川さんが、あのとても苦しい中でも医療者の提案に首を縦にふらなかった理由が少しだけわかったような気がしましたが、しっくりきませんでした。

　今考えると、苦しくて受診して、正しい治療を提案されているのに、

医療者の提案に従わない「難しい患者」と考える私がいたように思います。喘息の患者としか北川さんを理解できていなかったのです。

　喘息の治療は発作を起こしてからではなく、発作を起こさないように普段から予防を行うこと、予防には発作の誘因となることを避けるために生活環境を整えることもありますが、処方された薬の内服や吸入をするという治療を続けることが必要ですし、これらについて正しく理解できることも大切です。

　はじめて北川さんに出会ったこの入院では、北川さんを、喘息とうまく付き合っていくための知識と実行力が不足している患者さんとして、私なりに理解していたのです。

「いつ妊娠してもいいように…」

　この後、私は病棟からER（救命救急室）に配置転換になりました。夜勤をしていたある日、北川さんは喘息発作を起こし救急外来を受診されました。

　喘息発作の呼吸困難が強い間は、北川さんのベッドで背中側から呼気介助を行いました。喘息発作が少し落ち着いた後、北川さんは、「前にも同じことをしてもらって楽になったことがあります」と私の呼気介助で思い出してくださいました。

　少し、お話を伺ってみようと、「入院されたとき、赤ちゃんが欲しいから薬はあまり使いたくないとおっしゃってましたよね」と切り出してみました。

　北川さんは「覚えていてくれたんですね」と笑顔を見せてくれました。「息ができるようにしてくれてありがとうございます。看護師さんがこ

んなことできるんですね。吸入とか、点滴をしてくれるだけかと思っていました」、「いつ妊娠してもいいようにと思って、最近は調子が良かったので、喘息とは長い付き合いだから、薬を自分で調整してたんです」と教えてくださいました。

　前回の入院の際には、医師に言われたとおりに薬物療法をしていると答えた北川さんでしたが、今回は、自分で調整をしていたことを話してくださいました。一人の女性として、妻になり、次は母となりたい、そのための準備をしておきたいと思っての行動だったということがわかりました。私も一人の女性として、この心情は理解できました。
　子どもが欲しいことを主治医に伝えているか、北川さんに伺ったところ、「医師から聞かれていない、聞かれないということは妊娠してはいけないのだと解釈していたので伝えていない」とのことでした。

　北川さんからも主治医に伝えることをお勧めしましたが、私も、救急担当の医師に、北川さんが妊娠を希望し、自己の判断で処方薬を減量していたことを報告しました。北川さんにも、電子カルテを通じて主治医に報告したことを伝えました。
　北川さんは、嬉しそうに次の外来の時に自分から主治医に相談すると話していました。

患者に伝わる看護の力

　数週間後、北川さんは、喘息発作を起こし、受診されましたが、薬の調整をしてもらえて、「妊娠に備えて、薬物を必要以上に心配することはない、喘息のコントロールをしておくことの方が大事と教えて

もらいました」と、安心して治療を受けることができていることを話してくれました。

　北川さんは、病院というところは、患者に指示をして守らせるところだと考えていましたが、看護師の呼吸を助けるというケアを受けたことで自身の考えを表現してくれました。そして北川さんの子どもがほしいという思いの実現に向けてのケア、心身の健康に向けて役立つ情報を提供するケアにより、こんなにも変化したのです。看護実践の持つ力を教えてくれました。

　患者さんに直接触れて、呼吸の苦しさを手のひら全体で、耳で、目で感じ取りながら行う呼気介助は、患者さんと一緒に呼吸をしているという一体感があります。どうか、楽に呼吸ができるようになって欲しいという祈るような思いと、必ず、楽に呼吸することを助けることができるという実践家としての自信の混在の中で提供しているからだと思います。そしてそれは、患者さんにも伝わるのだということがわかります。

　私は、「人間が人間のそばにいて触れることから看護がはじまる」ように思っています。

　その後北川さんは、自宅で夕飯の支度をしているときに喘息発作が起き、夫に電話でそのことを伝えたそうです。夫は帰宅には、もう少し時間がかかりそうだから、救急車を要請するように伝えたそうです。北川さんは、救急車で知らない病院に運ばれたくないから、もう少しなら吸入で何とかなりそうだから待っていると言ったそうです。

　ほどなく、夫は帰宅したのですが、残念なことに、北川さんは既に心停止状態で、救命できなかったそうです。

「妻との生活は幸せだった、お世訝
連絡をいただきました。

　この連絡を受けた時、私は涙が止ま
も、ありがとうございます。今度は苦しい
しに来ますね」と笑顔で救急外来を後にし
ます。

　あれから15年が経とうとしています。北川
力を教えてくださった私の大切な患者さんの一

【看護学一般／絞り込み】
看護学一般
書籍

★ブックファン
ブックファン書泣店
販売店

200-02

新刊限定本
ブックス三番店

1冊

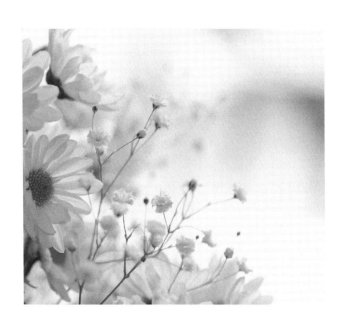

【教科書では学べない臨床現場の知と技】

❶ 呼吸困難へのケア

　呼吸困難は、患者さんが死を意識する症状のひとつです。だからこそ、少しでも楽に呼吸ができるようにする看護技術は必須であり、いつでも、どこでも、誰にでも実践できるように学び続けましょう。

1. 呼吸困難の要因をアセスメントすることが大切です。
2. 要因に応じた体位を整える→意識のある患者さんは自分が少しでも楽に呼吸ができるように無意識的に体位を整えようとする力があります。
3. 呼吸に関する解剖学・生理学・病態生理学はむずかしい、苦手と思わず理解すると、自然と患者さんの胸郭に手を当てて、その動きをサポートできる看護技術の修得につながります。

❷ 手と耳と目で感じるケア（呼吸の観察）

　呼吸に苦痛がある場合、息が吐けない、痰が出しにくい時には、手と耳と目で感じることで得られる情報の幅が広がります。

　呼吸に関する情報収集は、手軽なSpO_2が一般的になっています。数字に頼りすぎては、安楽な看護技術の提供につながりません。

　患者さんの呼吸を1分間は観察しましょう。呼吸数・呼吸パターンは、呼吸苦がない患者さんにも適応し必ず記録します。普段のその人の胸郭の動きを手で触れて観察しておきしょう。

第2話

「生活の中にある看護」
持てる力に働きかけるケア

　治療のためといっても、先回りの身体拘束、先回りの食事制限、食事形態の変更が、患者となった特養の入居者の生きる力を、生きる希望を奪うことにつながり、あっという間にその人らしさがなくなり、退院できても、入院前の生活レベルに戻ることは容易ではありません。

2021年3月5日です。連日、ウクライナの状況が報道されています。多くの都市が火災に見舞われ、人々は地下鉄の駅に避難し、女性や子供たちは大切な夫や父と離れ国外に避難する人も多くいます。ロシア軍による爆弾は居住地だけでなく病院や学校にも着弾しています。地下鉄の避難所や病院の地下室で新たな命が出産されています。一日も早く、安心して生活ができる日々を過ごせますようにと願うばかりです。

　　戦争や「平和」への脅かしのサインに極度に敏感でありたい。
　　平和を守り抜くことは人間の生きることへの保障であり、
　　よりよい看護の実践は平和であってこそ達成可能な課題である。
　　　　　（『川嶋みどり 看護の羅針盤 366の言葉』、p.9下段、ライフサポート社）

　ウクライナへの侵略が始まったことを知ったとき、真っ先にこの言葉と、この言葉のページの前のページにある、川嶋先生が小児病棟で赤ちゃんにミルクを飲ませている写真が私の目の前に迫ってくるような感覚になる体験をしました。

　　看護の原点や本質を踏まえた実践を語ることは、
　　平和な時代であるからこそ許される

　　　　　　　　　　　　　　　　　　　　　　　　　　　　（同上、p.146）

という言葉もあります。
　全世界の人々が平和に暮らせることを守らなければならないことを考えつつ、私たちが生きている国の看護について考えてみたいと思います。

持てる力に働きかける看護

　私がある特別養護老人ホーム（以下、特養と略）のフィールドワークで出会った方々の物語をお伝えします。

　吉行さん（仮称、86歳、男性）は、認知症があり自宅での生活が困難となり特養に入居された方です。自力歩行ができないので、車イスを自走してご自身の居室と食堂のあるフロアを自由に行き来されています。数分前のことを忘れてしまいます。スタッフの名前と顔もすぐに忘れてしまいますが、声をかけると、いつも笑顔で、「あれ〜？　どっかでお目にかかったことある？　あなた、僕のことご存じ？　僕は吉行っていいます。僕はいくつに見える？　おじいさんになっちゃったけど、自分で言うのもなんだけど、いい男だったんだよ〜」と一日に何度も同じ会話を繰り返します。

　私は、「生活の中にある看護」について学びたいと交渉してこの特養でフィールドワークをさせていただくことにしましたが、研究者として看護現場に赴くのは初めてでしたので、どのように行動すればよいのか試行錯誤の状態でした。

　当初、そんな私を助けてくださったのが吉行さんでした。吉行さんと私が会話している姿を見て、私に話しかけてくださるスタッフの方がいらして、少しずつ "その場にいてもよい存在" として受け入れてくださいました。

　吉行さんは、自分の自己紹介の後は決まって、

　「今は戦争がなくて本当に幸せ。マッカーサーが東京に来てから、日本は変わったんですよ。知ってる？　若い人はわからないだろうけど、そうじゃなきゃ、私も徴兵されるところだった。戦争はこわい」

と平和を守ること、平和に暮らせることの大切さを何度も私に伝えてくれました。この話をするとき、吉行さんの目に力が宿ることを感じました。穏やかな表情ですが、確かに吉行さんの最も大切に考えていることが伝わってくるのです。吉行さんは疲れやすく、ひとしきり話したら、自分の部屋に戻って、すぐに眠ってしまいます。

初めて吉行さんの行動を見たとき、私はとても驚きました。転倒・転落リスクの高い吉行さんが自分の意思で、車イスを自走し、自分の意思で居室に戻り、気がついたら床で眠っている。

病院では、インシデントもしくはアクシデント報告書を書く事態に相当すると思ったからでした。私を受け入れてくださった特養の施設長（看護師）は、「病院の常識は生活の場では非常識なのよ。転んでもいいように廊下や床はいつもきれいにしてあるから」と笑顔でカルチャーショックを受けている私に説明してくださいました。確かに、廊下はいつもピカピカでした。

私は90回を超えるフィールドワークをさせていただきましたが、吉行さんにお目にかかるのが楽しみでした。毎回、「はじめまして」の自己紹介をしてくださる吉行さんに、私も毎回自己紹介をさせていただきました。

吉行さんの体調が崩れないように、制限をしたり、指示したりするのではなく、何も起こらないように、さりげなく、吉行さんの持てる力に働きかける看護師、介護士の皆さん。彼らが提供するケアに力があることが他の入居者の在りようからも見えてきました。

先回りの身体拘束、先回りの食事制限

　瀬川さん(仮称、98歳、女性)は、腰椎圧迫骨折を繰り返し、自力での歩行は困難な方です。物忘れはありましたが、下町生まれの江戸弁で話し凛としていました。瀬川さんは、とてもお話し上手で、ご自身の少女時代からの思い出話、家族の話だけでなく、豆大福のおいしいお店など、毎回たくさんのお話をしてくださいました。

　特養の入居者の方々は約9割の方が認知症で、入居者同士の会話は難しく、瀬川さんにとっては、スタッフや家族が話し相手でした。ですので、瀬川さんは私の話し相手になってくださいました。

　たくさんのお話をしてくださいましたが、東京大空襲の時の話は、何度も同じ話をされていました。空襲で火の手の上がる東京の街を隅田川の上流に向かって必死で逃げたこと、疎開先での暮らしのことをまるで昨日のことのように鮮明に語ってくださいました。

　娘さんによると、以前は戦争での体験を話すことはなかったそうです。瀬川さんは、残り少ない人生となって、話しておかなくてはならないと思ったようです。

　瀬川さんは、この特養に入居する前は、老人保健施設(以下、老健と略)に入所していたそうです。老健では、長年の瀬川さんの日課を継続することができなかったそうです。瀬川さんの朝の日課は、梅干しと緑茶。梅干しの果肉を少しずつ味わい、梅干しの種を緑茶に入れて味わう。この日課を継続できないことを、瀬川さんは娘さんが面会するたびに訴えていたそうです。

　しかし、この特養に入居してからは、梅干しと緑茶の日課を再開することができ瀬川さんはとても喜んでおられました。この日課で一日

の始まりが整うのだそうです。

　このお話を伺って、私は病院での自分の看護実践を振り返らざるを得ませんでした。
　病院では、リスク回避を最優先して、患者さんにとって日常の当たり前のことを継続する援助をしていないばかりか、それを深く協議することもなく、患者さんにとっては取り上げられる経験を強いていたことを猛省することになりました。
　瀬川さんのような場合、病院では、入れ立ての緑茶の提供は難しい、塩分のある梅干しの持ち込みはご遠慮願いたい、誤嚥のリスクを回避する必要があるなど、もっともらしい理由を医療側の都合から伝えて、その人にとっての"当たり前の日課"を入院している間は諦めてもらうことになります。

　超高齢者にとって、長年続けてきた当たり前の日課が一つないことで、一日のリズムが崩れてしまいます。そうすると、その人が本来持っているその人らしく生きていく力（自然回復力）が低下するのです。病院に入院した途端にせん妄になってしまうのは、身体的な要因だけではなく、このようなことが影響していることは明らかです。

　特養の入居者の方々は、絶妙なバランスでその人なりの健康状態を保っています。些細なことであっという間に体調に変化が生じてしまいます。
　複数の疾患を併せ持っている入居者の体調に変化が生じたとき、どのようなタイミングで医療を活用するかについて、特養の看護師は日頃の関わりの中でアセスメントをしています。
　入居者の苦痛が緩和できると判断した際に、受診について特養の配置医師に相談します。通常、特養には常駐する医師はいないからです。

ですので、特養の入居者が病院を受診する際には、そのまま入院となることがほとんどでした。看護師は、入居者の受診に合わせて、そのまま入院となってもよいように看護サマリーの準備をしていました。

　特養では、一切、身体拘束を行いませんが、医療を受けるということを盾に、当たり前に身体拘束されることが、何より入院させたくない理由だと語っていました。
　治療のためといっても、先回りの身体拘束、先回りの食事制限、食事形態の変更が、患者となった特養の入居者の生きる力を、生きる希望を奪うことにつながり、あっという間にその人らしさがなくなり、退院できても、入院前の生活レベルに戻ることは容易ではありません。

　瀬川さんも、瀬川さんの娘さんもそのことをよく理解しておられました。瀬川さんに強い腰痛が起こり、全く動くことができなくなりました。痛みのため、食欲が落ちました。強い痛みの緩和のための受診を看護師は提案しましたが、瀬川さんは、「病院に行っても、この痛みはよくならないよ。わかってるんだよ。何日かすれば動けるようになるから。ここで皆さんのお世話になりたいよ」と病院には行きたくないと頑なに拒んでいました。

　看護師は、せめてレントゲンだけでも撮ってもらって鎮痛剤の処方をしてもらおうと時間をかけて、瀬川さんと話し合い、娘さんにも説明をしていました。受診の結果、骨粗鬆症による腰椎の圧迫骨折でした。腰椎ベルトと鎮痛剤が処方され、約1カ月かかりましたが、ゆっくり痛みは改善していきました。
　この後、少しずつ、瀬川さんは横になっていたいということが増えました。信頼している介護スタッフに、「もうだめだよ、娘を呼んで。ま

だ、お礼を言っていないんだよ。お世話になったと娘に言わなきゃいけないんだよ」と泣きながら訴えることもありました。

　時間になれば娘さんが面会に来ることを理解しているスタッフは、瀬川さんのベッドサイドのイスに腰をおろし、瀬川さんとともに時間を過ごしていました。娘さんにそのことを伝えると、「母なら、100歳まで大丈夫と思っていたけど、何か感じるものがあるのかもしれません。気丈な母です。いつお迎えが来てもいいとか言っていましたが、やっぱり死の恐怖があるんだと思います。これからは、毎日面会に来るようにします」と話してくださいました。

　その後、娘さんは毎日面会に来られるようになりました。瀬川さんは眠る時間が増え、食事摂取量が減り、背部と下肢のむくみが増強しました。寝返りも自分でできなくなりましたが、それでも、おむつでの排泄は拒んでいました。

　「ここじゃできないよ。トイレに連れてって。だって、皆さんにしもの始末をしてもらうわけにはいかないよ。申し訳ないもの」

　排泄物の始末を他人にしてもらうのは、申し訳ないという瀬川さんの相手を思う気持ちの表れでした。

　「お母さん、お母さんは何人もの介護をして、おしもの世話もしてきたでしょ。大変な時はお願いしていいのよ。私も、取り替え方教えてもらったから、出たらすぐに取り替えるからね。ここでしてもいいのよ」

　「ありがとうよ。でも、トイレに行きたいんだよ」

　「お母さん、トイレに行きたいのね。私からも、スタッフさんにお願いしておくね」

　「今、何時？　もう帰る時間だよ。気をつけてお帰り」

　一人の人間として、母として、生きたいという姿がありました。

最期の口紅の色

　このようなやりとりの数日後、食べることも、飲むこともほんのわずかの量になりました。尿意、便意ははっきりしていましたが、トイレに連れて行ってほしいとはおっしゃらなくなり、「トイレ」と排泄が済んだことを伝えておられました。

　娘さんの差し入れは、一口は口に含み、「おいしいね。ありがとうよ」と配慮と感謝の思いは娘さんへ欠かさず伝えておられました。

　この頃には、背部や下肢のむくみはなくなっていました。看護師は、娘さんに、いつ看取りになってもおかしくない時期に来ている、それは、今日かもしれないし、数日後かもしれない、付き添いもできることを説明していました。

　娘さんは、いつものようなリズムで瀬川さんに生活してもらいたい。何かあれば、連絡してもらえばすぐに来ると言い、いつもの時間に帰宅されました。

　その日の夜、瀬川さんは、娘さんが特養に到着するのを待つかのように、静かに息を引き取られました。瀬川さんは、入居前までは、いつも着物を着ていたそうで、瀬川さんのお気に入りの着物と口紅を持参し、エンゼルケアを一緒に行ったそうです。

　生前、瀬川さんは最期の口紅の色を娘さんに伝えていたそうです。

　生活の場の中で、最期の時まで生ききる、死を迎えることができる力が備わっていることを教えていただきました。

【教科書では学べない臨床現場の知と技】

❶ 特別養護老人ホームという生活世界

　特別養護老人ホームは、重度の認知症の方の受け入れをし、食事・入浴・排せつ介助などの身体介護、清掃・洗濯など日常的な生活支援、リハビリ、レクリエーションなどの介護サービスを行っています。

　特養は、夜間の看護師の配置義務がないのが特徴です。24時間看護師を配置するか否かは施設の方針により異なります。そのためどのようなケアが提供されているかは、施設ごとに特徴があります。

　老人保健施設の長は医師ですが、特養は看護師が施設長を務めることができます。看護の自律性を発揮し、自然の回復過程を整えるケアを提供できる場です。

❷ 認知症の方へのケア

　認知症という診断名で患者さんを「理解できない」として、"無力な存在"とレッテルを貼らないことが前提です。障害された理解力に見合った情報提供の方法やケアの時間などの配慮が適切であるかどうかを、認知症の方は、その反応を通して、看護チームの看護の力量を評価してくださる存在と捉えることができます。

　長い人生を生き抜いてきた認知症の方へのケアは、原則をふまえつつ、その人のこれまでの生活様式を考慮したオーダーメイドであることが重要です。

第3話

ICUにトイレ設置

人間としての尊厳を守る排泄の援助

　私が病院で勤務していた時、そして教員となって様々な病棟に出向かせていただくと、入院してきた高齢者に、「おむつをしたから大丈夫ですよ。ちゃんと時間で交換させていただきますから」と説明している場面に遭遇します。

　説明している際の表情、声はとても親切な看護師そのものです。でも、話している内容は、患者さん本人からすると、日常生活を援助する専門職の言葉には到底聞こえないでしょう。

私は、可能なかぎりトイレで排泄できるよう支援することが、その人の回復にとって重要だと信じて看護を続けてきました。私がこのように考えるようになったのは、子供の頃の体験からです。

　小学校1年生の夏休み、仲良しのいとこと過ごすため、一人で母親の実家に滞在していました。母親の実家は、"ヒバゴン"で一時話題になった広島県、中国山地にある比婆山連峰にある過疎の町です。

　いとこと山の中を歩いているときに、私はマムシに左足の甲をかまれてしまいました。田舎で、入院する病院もなく、祖母が私の世話をしてくれました。左の下肢全体が暗赤色となり、膝のしわがなくなるほど腫脹しました。当然歩くことができません。

　当時、祖母の家は、昔ながらの農家の家で、トイレは離れた場所にあり、トイレに行くことができませんでした。祖母は、私を抱えトイレの便器で排泄をさせてくれました。子供ながらに、排泄の世話をしてもらうことの切なさ、ありがたさを感じました。

ICUにトイレ設置

　私が勤めていた病院の建て替えの際にICUの設計に意見を言える貴重な経験をさせてもらったことがあります。その際にこだわったことは、ICUに患者用のトイレを作ってもらうことでした。

　ICUに患者用のトイレは必要ないのではないか、トイレを使用できる患者さんはICUの適応ではないのではないかと思われるかもしれません。確かに、ICUに入室している患者さんがトイレで排泄できることは決して多くありません。だからと言って、トイレが不要だと考えてよいのでしょうか。

　看護師3人がかりで、複数のドレーンと複数の輸液ポンプとシリンジ

ポンプを装着した患者さんのトイレ介助をして、どうしても簡易便器では排便できなかった患者さんがスッキリ排便でき、安堵した表情をされた経験がありました。

　実習病院で出会った患者さんから教えていただいた忘れられないことをお伝えします。

　江川さん（仮称、80歳、女性）は、パーキンソン病です。娘さんから介護を受け、自宅で生活されていましたが、自宅で思うように動けなくなり、治療薬のコントロールのために入院されていました。パーキンソン病は、罹病期間の長期化に伴って、動作能力低下や副作用の問題により、治療薬の再調整が必要になることが多い疾患です。

　私が江川さんに出会ったのは、薬物コントロールにより、少しずつ動くことができるようになり、自宅への退院を目指しリハビリをされていた時でした。

　江川さんは、ご自分からお話されることはなく、看護師や看護学生の問いかけに、うなづいたり、時々短い返答がある程度でした。時々、急に動き出すことがあるとのことで、転倒の危険性が高いと、ベッド上では4点柵と離床センサーがつけられていました。

車イスでトイレへ

　そんな江川さんに少しでも離床をということで、車イスに乗車して過ごす看護計画が立案されていました。車イスに乗車している際には、「安全ベルト」と称する、拘束用のベルトが装着されていました。江川さんは、全介助で車イスに乗車し、ナースステーションの片隅で過ごしていました。

　江川さんを受け持たせていただいている学生の実習計画を見ると、

環境整備、おむつ交換、清拭、リハビリの同行、食事介助、口腔ケアなどが立案されていました。

　全介助とはいえ、江川さんは車イスに乗車することができるので、トイレに誘導することを計画に追加することを学生に助言しました。

　学生「毎日決まった時間に、おむつ交換をしていると看護師さんが説明してくださいました」
　私「患者さんは自宅でもおむつに排泄をされていたのですか?」
　学生「自宅では娘さんの介助でトイレを使われていたようです」
　私「患者さんには尿意や便意はありますか?」
　学生「確認していませんでした」
とハッとした表情をしていました。
　私「江川さんは車イスに2時間近く座っていることができるので、車イスでトイレにご案内すれは、便座に座っていられますか?」
　学生「車イスから便座までは全介助が必要だと思います。でも便座には座ることができると思います」
　私「それでは、江川さんを車イスでトイレにお連れするので、その前にトイレの中でどのような動きをするかシミュレーションしてみましょう」

　私は、学生に空いている車イスを1台借りてくるよう伝え、学生と一緒に江川さんを全介助で車イスからトイレの便座に座るまでの工程と注意点について確認しあいました。
　まずは車イスの設置位置と学生の立ち位置と補助する私の立ち位置から検討を始めました。結局、私が江川さんを支えて車イスから立位にして、立位の間に学生が江川さんのおむつを外す。おむつをとったら回転して便座に座らせることにしました。
　この後、学生は、ナースステーションの片隅にいる江川さんに「トイ

レに行きましょうか?」と話しかけると、江川さんは、「うん、行く!」と
はっきり返事をされました。

　トイレでは、事前のシミュレーション通りに便座に座っていただけ
るよう江川さんを介助することができました。
　江川さんは便座に座るや否や、シャーっと排尿をしました。
　「あ〜、さっぱりした〜」と満足した様子でした。
　取り外した紙おむつは全く汚れていませんでした。
　江川さんは、「ちょっと待って」と言い、下腹部に力を入れて何度も
いきみ始めました。しかし、筋肉が衰えており、思うように腹圧をか
けることができない様子でした。
　その次の瞬間です。これまで動きが緩慢であった江川さんでしたが、
「掘っちゃお〜」と、素早く右手を自身の股間を超えて肛門部まで差し
込み、自己摘便をしようとしたのでした。
　私は、「江川さん、肛門のところまで便が来ているんですね?　私が
確認してもいいですか?」と聞きました。
　江川さんは、了解され、学生に上半身を支えてもらって前傾姿勢に
なりました。
　肛門に便が引っ掛かり拡がっていました。そこで、ベッドに戻って、
体勢を整えて摘便をさせていただくことを伝え、納得されたので、ベッ
ドに戻っていただきました。

　学生は、すぐに江川さんの受け持ち看護師に経過を報告しました。
報告を受けてすぐに受け持ち看護師は摘便を実施しました。
　摘便実施後、受け持ち看護師は、「江川さんのお腹のどこにこれだ
けの便があったのかと思うくらいたくさんの便が詰まっていました!
江川さんに、命の恩人だ、あなたにお金を払いたいと拝まれました」と

苦笑しながら話していました。

娘さんの涙

　その日の昼食は、江川さんはいつもより多く召し上がることができました。午後、江川さんと学生がリハビリに行っている間に娘さんが面会にいらっしゃいました。午前中の出来事をお伝えすると、娘さんは両手で顔を覆って、しばし体を震わせて、声を詰まらせながらお話ししてくださいました。

　「入院する前、私が手伝ってトイレに行っていました。母は、どうしてもおむつは嫌だと言って、そこは母のプライドでした。今回、動けなくなって入院した時、看護師さんからおむつを使うことを提案されました。入院した時、母は、思うようにしゃべれない状況でしたので、仕方ない、お世話になるのだからトイレに連れて行ってほしいと伝えることができませんでした。
　私は毎日面会に来ています。母はおむつにするのは嫌だと私に言って、ぎりぎりまで我慢していました。水もあまり飲まなくなって、食事もあまり食べられなくて、退院の話をいただきましたが、本当に大丈夫なのかと思っていました。それでも、お世話になっているのだからと思って、トイレに連れて行ってほしいと、看護師さんに言えずにいたんです。でもこうしてトイレに連れて行ってくださって、本当に嬉しいです！」
　とお話ししてくださいました。

　同じ日の、15時頃、廊下で娘さんから声をかけられました。
　「母は、いつものおやつを食べたいと言いまして、いつものっていうの

は、あんパンなんです。お昼ご飯をいつもよりたくさん食べたので、食べられないかもと思いながら、売店であんパンを買ってきたんです。そしたら、ペロッと食べられました。間食をしていいかわかりませんでしたが、カーテンを閉めて食べさせちゃいました。今日の母を見たら、退院して、また一緒に暮らしていけるって思いました！」

と嬉しそうに話してくださいました。

この娘さんの行動を、どう思われるでしょうか？ 食事介助が必要な患者に家族が勝手にあんパンを、それもカーテンを閉めて食べさせるなんて、理解力がない危ない家族と思われる方もいるのではないでしょうか…。

でも本当にそうでしょうか？ 娘さんは、長年、江川さんの介護をしてこられて、江川さんの持てる力を誰より知っている方です。その経験と判断を信頼しても良いのではないかと私は思うのです。

患者の力

私が病院で勤務していた時、そして教員となって様々な病棟に出向かせていただくと、入院してきた高齢者に、「おむつをしたから大丈夫ですよ。ちゃんと時間で交換させていただきますから」と説明している場面に遭遇します。説明している際の表情、声はとても親切な看護師そのものです。でも、話している内容は、患者さん本人からすると、日常生活を援助する専門職の言葉には到底聞こえないでしょう。

おむつの使用を始めたから、トイレ介助をしないとは看護師は決して言っていません。もし、介助が間に合わなかった際に、寝衣・寝具を汚してしまわないようにということでしょう。

ですが、患者さんにしてみれば、おむつに排泄するように言われたように感じてしまうのです。患者さんは多忙な看護師の姿を見ています。ナースコールを押してもすぐに来てもらえないなら仕方がないとあきらめているのかもしれません。

　江川さんは、私に患者さんが本来持っている力を発揮できる関わりを検討し実践すること、それが家族の持てる力を発揮できることにつながるということを具体的に教えてくださいました。

　時間を決めて「おむつ交換ツアー」にカートを引っ張って出かけるよりも、患者さんをトイレにお連れしたほうが、患者さんも看護師も心地よいはずです。

　おむつ交換という業務から、人間としての尊厳を守る排泄の援助にシフトさせる看護をしていきませんか？

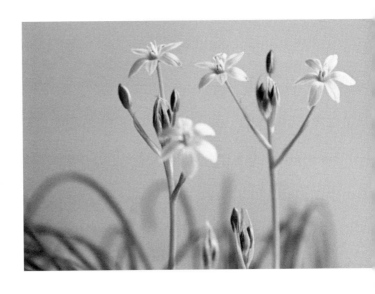

【教科書では学べない臨床現場の知と技】

❶生活行動の援助

環境整備

　環境整備は、誰のために誰が行うのがよいのでしょうか。病室だけでなく病棟は、患者さんの治療の場であるとともに生活の場です。患者さんが、安楽で安心でかつ安全に過ごすことができるように環境を整えるのは、看護師の責務です。

　ナイチンゲールの『看護覚え書』で示されている看護の要素、「新鮮な空気、陽光、暖かさ、清潔さ、静かさを適切に整えること」これらは環境整備で大切な要素です。

おむつ

　介助が必要な患者さんは、おむつを着用することを当たり前と考えていませんか？ 患者さんのトイレのコールは待ったなしです。おむつを着用することが、患者さんの安心と考えるのは間違った認識です。どのように援助すれば、トイレ、もしくは尿器・便器で安楽に排泄できるかを常に考えましょう。看護師の安心のために、患者さんにおむつを勧めてはいけません。

食事介助

　入院すると、食事は治療の側面が強調されることが多くなりがちです。日常生活の中では満足につながる要素である食事ですが、内容や形態など患者さんの満足より、安全が優先される場合も多いです。

　安全に咀嚼し嚥下できるか、どの程度摂取できたかだけが食事介助の評価指標ではありません。楽しみでもある食事について許容できる範囲を看護チーム、医療チームで話し合い、患者さんや家族に情報提供しましょう。

第4話

「触れる看護」の力
循環動態の維持に伴って発生する浮腫のケア

　「触れる」という行為の持つ力は、患者さんの浮腫を予防するという目的を越えて、看護師が看護師となっていく実践を支えることもできるということは大きな発見でもありました。

　「薬飲んでも痛みが取れないのに、どうしたんだろう、とっても楽になった。あなたの手は魔法の手ね。今日は眠れそうよ」とおっしゃいました。

　私はこの言葉にハッとしました。もしかしたら、これまでも手術創の痛みだと思っていた痛みは、浮腫による痛みだった患者さんが、たくさんいらしたのではないかと気づかされたのです。

看護師は患者に触れることなしに看護はできないと確信します。「触れる」という行為の持つ力は、患者から看護師に波及します。患者と看護師の間には、常に癒し・癒される関係があるのです。

皮膚が透けるほどの浮腫

工藤さん（仮称、60歳代、女性）は、私が勤務していたICUに入室された方です。重症な肺炎から敗血症ショックとなっていました。この生命の危機的状況を脱する目的で、人工呼吸器を装着し、酸素化を維持し、大量の輸液で循環動態を何とか維持することができました。

循環動態を維持することはできましたが、すぐに人工呼吸器から離脱できる状態ではなく、この治療の過程で全身に浮腫が出現しました。特に、右腕は、もともと乳がんの手術の際にリンパ郭清を受けていたことから、浮腫の程度が強く、皮膚が透けるほど浮腫み、毛穴から組織間液が染み出していました。

染み出してくる組織間液で寝衣やシーツが薄い黄色に染まってしまうので、平オムツを腕に巻いていました。その染み出る量が多いため、オムツの重さを量り、染み出た体液量を推定したほどです。

医師による、敗血症の治療のための薬物投与のオーダー、必要な経管栄養のためのオーダー、呼吸管理のための人工呼吸器の設定のオーダーなどはありますが、浮腫に関しては報告するのみで、対処法を示されることはありませんでした。

工藤さんは、麻痺があるわけではなかったのですが、浮腫で重くなった右腕を自在に動かすことができませんでした。自由に動かすことが

できないために浮腫が改善しにくい状況でした。

急性期ゆえに必要な看護

　当時、浮腫のケアに詳しく相談できるリソースがなく、来る日も来る日も工藤さんの浮腫んで皺ひとつない毛穴が広がった腕から滴り落ちる体液が染みたオムツを取り替える日が続きました。

　これまで人工呼吸管理中に両腕が浮腫む患者さんをたくさん看てきましたが、工藤さんほどの方を看護したのは初めてでした。

　人工呼吸器装着中の患者さんの腕が浮腫む理由は、自然な呼吸の際、胸腔内は陰圧なのですが、人工呼吸は強制的に陽圧換気を行っているため、胸腔内圧が上昇して、静脈灌流量が減少するためだと思います。

　治療の過程の中で、浮腫が生じることは仕方ないと思い、浮腫んだ皮膚はトラブルを起こしやすいので、せめて皮膚が傷つかない予防的なケアをしました。

　徐々に、工藤さんの肺炎は改善し、2週間後、人工呼吸器から離脱することができました。少しずつ、しわひとつなく、毛穴のすべてが見えるほど浮腫んだ腕にしわがより、体液の漏出も減少してきました。

　皮膚が傷つくことを恐れて必要な動きをしていなかった右の肘関節、右の肩関節はすぐに工藤さんが思うように動かせない状態で、他動的に動かすと工藤さんは顔をしかめていました。

　その後、工藤さんは、人工呼吸器から離脱できたので、一般病棟に転出されていきました。

　急性期であっても、急性期であるからこそ、患者さんの苦痛や不快

となる要因を少しでも取り除き、少しでも安楽に過ごせるように整えることが看護の責務だと思うのですが、工藤さんの苦痛や不快を取り除き、工藤さんの回復していく力を支えるにはどうしたらよいのか糸口を見出すことができませんでした。

浮腫のケア

　私は、工藤さんに出会って、浮腫のケアを知りたいと強く思うようになりました。2008年に「リンパ浮腫指導管理料」が新設される少し前の事です。「リンパ浮腫セラピスト養成スクール」があることを知り、すぐに入学することにしました。

　ここで学んだリンパ浮腫に関する知識、浮腫を改善するためのマッサージ、バンテージの巻き方は、私の看護実践の幅を広げてくれました。

　もっと早く、リンパ浮腫のケアを知っていれば、工藤さんに提供できることがあったのに…。そして、リンパ浮腫のケアの知識はリンパ浮腫の人以外にも適用できると新たな光が差したように思いました。

　2004年に「深部静脈血栓症予防管理料」の診療報酬が算定されるようになって以降、手術を受ける患者さんや集中治療室に入室する患者さんには、弾性ストッキングを着用してもらうようになっていました。

　弾性ストッキングは深部静脈血栓症を予防するためのものですが、弾性ストッキングを着用するようになってから、患者さんの足が浮腫まなくなっていました。

　このことを応用して、人工呼吸器を装着する患者さんの両腕に弾性包帯を巻くことで、陽圧呼吸に伴う静脈灌流の低下による腕の浮腫を予防することができるのではないかと考え、指先からわきの下まで弾性

包帯を巻くことにしました。

　弾性包帯を巻く前に、リンパマッサージの方法を応用して、ゆっくり、指先から、わきの下に向かって皮膚だけが伸展するように、やさしく、ゆっくりと擦<ruby>擦<rt>さす</rt></ruby>ります。なぜなら、リンパの流れは、リンパ管が1分間に10回程度わずかに収縮してリンパ液を流しています。リンパマッサージを行うと、この動きを活性化することができます。

　一緒に働くスタッフに、両腕に弾性包帯を巻くことを説明して、医師と患者さんにも承諾をいただいて始めました。

　弾性包帯を巻く前に、腕をゆっくり軽擦<ruby>軽擦<rt>けいさつ</rt></ruby>します。その時間は、鎮静されている患者さんと手のひらを通じてのコミュニケーションの時間です。腕の軽擦をしながら、胸郭の動き、皮膚の緊張度、湿潤・乾燥の程度などを知ることができます。

　このケアを始めてから、人工呼吸器を装着した患者さんの腕が浮腫まなくなり、更衣もしやすくなりましたし、何より、患者さんが動きやすくなりました。

　その様子を見て、スタッフがマッサージの仕方と弾性包帯の巻き方のコツを教えてほしいと言ってくれるようになり、患者さんにゆっくり触れるケアが当たり前のケアとなっていきました。

指示受けから自律した看護へ

　医療機器や複数の薬剤を指示通りに投与することに精一杯であった新人看護師が、患者さんの肌にゆったりとしたリズムで触れるケアをするようになったことで、気持ちにゆとりが持てるということも、私に

とっては嬉しいことでした。

　集中治療を受けている患者さんは、ご自分の言葉で訴えることが難しい時期があります。看護師がゆったりとしたリズムで軽擦するという行為が一つ加わることで、自分のことで精一杯であった若い看護師が、生きようとしている患者さんの力を感じ取り、その力に励まされ、勇気づけられ、そしてその患者さんへの関心を深めていくことができていたのです。

　ICUに移動してきた3年目のスタッフが、
「ICUに移動して来る前、ある医師に、武器を持たずに戦場に行くつもりなのかと言われて来ました。前の病棟では仕事に来ていれば何とかなるだろうと思っていました。患者さんの皮膚だけを進展させるマッサージと弾性包帯を巻けるようになって、それが患者さんの自然に呼吸することを助ける一歩になっていることがわかって、武器を持てたように思います」
とキラキラした目で話してくれたことを思い出します。

浮腫による痛み

　「触れる」という行為の持つ力は、患者さんの浮腫を予防するという目的を越えて、看護師が看護師となっていく実践を支えることもできるということは大きな発見でもありました。
　回復期リハビリテーション病棟で勤務した時のことです。右大腿骨頸部骨折の術後のリハビリをしていた剣持さん（仮称、80歳代、女性）は、右大腿の痛みが強く、リハビリが進みませんでした。
　手術自体は問題なく、スクリューでしっかり固定できているので、鎮

痛剤を用いながらリハビリを進めるのが医療チームの方針でした。

　ですが、剣持さんは鎮痛剤を内服しても、座薬を使用しても痛みが和らがず、リハビリはおろか、自分で寝返りをすることも介助が必要で、どうしたものかとスタッフから相談がありました。

　剣持さんのところに伺って、話を聞き、痛いという創部を観察させていただくと、右大腿の手術創を中心とした固い浮腫がありました。

　説明をして、創部周囲のマッサージをさせていただくことにしました。15cmほどの創部の左右をゆっくり、固くなった粘土を少しずつ柔らかくしていくように、痛みが強くならないほどの圧で、何度も傷の横を往復しながら触れていくと、徐々に固さがとれて柔らかくなり、沈まなかった指が沈むようになると、剣持さんは、「薬飲んでも痛みが取れないのに、どうしたんだろう、とっても楽になった。あなたの手は魔法の手ね。今日は眠れそうよ」とおっしゃいました。

　私はこの言葉にハッとしました。もしかしたら、これまでも手術創の痛みだと思っていた痛みは、浮腫による痛みだった患者さんが、たくさんいらしたのではないかと気づかされたのです。

　剣持さんは、痛みのためにリハビリを拒否していましたが、次の日からリハビリをしたいとおっしゃるようになり、リハビリで少しずつ動かせる範囲が増えたことで、痛みは改善し、その後、鎮痛剤を服用することはなくなり、歩行できるようになり退院されました。

浮腫を予防する

　もともとリンパ浮腫を持っておられた工藤さんの苦い看護の経験を

通して、私自身の知識と技術の不足を自覚し、新たに"メディカルリンパドレナージュ"の知識と技術を得ることになりました。その後は、リンパ浮腫ではありませんが、起こりうる浮腫を予防できること、それを予防することで、患者さんの持てる機能を維持できること、人工呼吸器からの離脱に有意義であることがわかりました。

　手術操作で皮膚直下の毛細リンパ管の流れが変更されている際に生じる浮腫から起こる痛みが、薬物ではなく、看護師の手で改善することができることの確信を得ました。
　ただ、このことを患者さんに実践し検証する前に、臨床を離れてしまったことは心残りです。

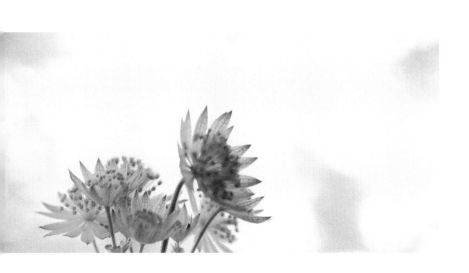

【教科書では学べない臨床現場の知と技】

❶リンパ郭清と浮腫

　リンパ浮腫とは、局所におけるリンパの流れが異常になることにより起こる体の部分的な浮腫のことです。リンパ浮腫は原発性（体質によるもの）と、続発性（手術や疾患により引き起こされるもの）に分類されますが、その8割以上が続発性であるとされています。

　乳がんや子宮がんのリンパ郭清術は、続発性リンパ浮腫の主な原因となります。国際分類に基づいた報告では、乳がん術後10年間の発生率は24〜28％です（Kocak Z, Overgaard J：Risk factors of arm lymphoedema in breast cancer patients, Acta Oncol, 39（3）, 389—392, 2000）。

　リンパ浮腫に対する代表的な保存療法は「複合的理学療法」で、国際リンパ学会では、標準的治療法として認められています。複合的理学療法は障害のあるリンパ経路に生じたリンパ液や組織液のうっ滞を解消することで浮腫を軽減させることを目的とした治療法です。これは、スキンケア、徒手リンパドレナージ（マッサージ）、圧迫療法、運動療法を組み合わせて行います。

　複合的理学療法で用いられる技術は専門性が高く、専門教育機関で研修を受けることが望ましいとされています。日本では医師、看護師、理学療法士、作業療法士、あん摩マッサージ指圧師を対象にした複合的理学療法の専門教育機関があり、この教育課程を修了すると「医療リンパドレナージセラピスト」として認められます。

❷弾性ストッキングの効用

　弾性ストッキングは、一般的なストッキングと比べて締め付け圧が強くなっているのが特徴です。足首周辺が最も圧力が強く、足首より上にあるふくらはぎにかけて段階的に圧力が弱くなっているため、弾性ストッキングを着用することでふくらはぎの筋肉をサポートし、さらには深部にある静脈や表在静脈を締め付け、それらの血管の断面積を縮小させることで血流速があがります。

結果として、重力に逆らって心臓に運ばれる静脈の血流を促進します。弾性ストッキングはリンパ液のうっ滞を軽減する、または予防する等、静脈還流の促進を目的に末梢から中枢に向かい漸減的に圧迫を加える機能があります。

　使用される医療用の正しい弾性ストッキングのサイズと圧迫力の選定が出来ないと、各部位に過剰な着圧がかかる、もしくは過小な着圧となることになり、弾性ストッキングの本来の効果が発揮されない恐れがあります。

第5話

睡眠導入剤の代わりに晩酌
薬より効く生活習慣

　ICUというと医療機器に囲まれ、夜も昼もないと思っている方も多いと思います。確かにそういう日もあるのですが、可能な限り、集中的な治療が必要な方であっても人間らしく過ごせる、短い時間でもそれを追求していくことが、高度実践看護だと思うのです。

　けっして医師が実践する医療行為をどんどん手に入れることとは異なると思うのです。医療行為をやりたくないということとは意味が異なります。看護がなすべきことは、やはり、その人一人一人のこれまでの生活の在り方を知り、回復の道のりを整えることです。

これまでに、何度か、一般的に「え?」「してあげたいけどそれはできない!」と言われることにチャレンジしてきました。それは、いつも患者さんやその家族が、私がそう行動できるように仕向けていてくれていたように思います。

ICUで睡眠導入剤の代わりに、患者さんにこれまでの生活で寝る前の日課であった晩酌を愉しんでもらったということもありました。緩和ケア病棟やホスピスでは、適度な飲酒を愉しむことができるようです。しかし、後にも先にもICUで人工呼吸器を装着した患者さんと晩酌をしたのはこの時だけですが…。

> 看護師の行う看護は病名の如何を問わず
> 病人や障害者が人間らしく生きていくために
> 基本的な生活上の必要性をみたし
> 援助することにある
> 　　　　　　　（『川嶋みどり 看護の羅針盤 366の言葉』、p.24、ライフサポート社）

井上さん(仮称、78歳、男性、元小学校校長)は、肺がんの手術を受けるために、娘さんの勧めで、岩手県から東京に治療を受けに来られた方でした。

井上さんには2人の娘さんがいました。奥さんは岩手の自宅で生活されていました。長女のMさんはバイオリンの演奏家で年に数回は海外公演に参加されていました。次女のTさんは家庭とお仕事を両立されていました。

井上さんは肺がんの手術後、経過が悪くICUに長期入室しておられた方です。手術が終わって落ち着いたら奥さんが待つ岩手のお家に帰るはずでした。

術後、気管支断端瘻のため、手術後の胸腔ドレーンと人工呼吸器から離脱できず、気管切開しておられました（一般的な肺切除の場合、気管支が切断されます。空気が漏れないように縫合されますが、術後に気管支断端から空気が漏れることがあります。非常に稀ではありますが、最も重篤な合併症の一つであり、入院期間が数カ月になることがあります）。

"生活習慣"の大きな力

　井上さんは、大ごとにならず、手術後、岩手に帰るつもりで東京にいらしていました。術前に説明された考えうる合併症の中の一つとして説明されたことが、まさか自分の身に起こってしまうなんて想定していなかったので、思うように回復できないこと、本来ならば、無意識にできる「呼吸」を器械に補助してもらわなくてはならないこと、いつまでも自分の胸腔にチューブが挿入され続けていること、ICUの滞在が長くなってきていること、様々な非日常を受け止めきれない状況でした。

　井上さんは、睡眠障害とせん妄を起こしていました。日中は穏やかなのですが、夜間は目つきが変わり、呼吸も荒くなるというような状況でした。
　井上さんは、気管切開を受けていましたので、声は出せませんでしたが、娘さんたちに「かのか」と口を動かして伝えたそうです。私たちは、ご家族が面会されているときに、ご家族がいらっしゃらないときの患者さんの様子をお伝えすることをしていましたので、面会中にベッドサイドに伺った際に、「かのか」と井上さんがおしゃっていることを伺いました。

「かのか」は井上さんが毎晩、自宅で愉しんでおられた麦焼酎でした。「お父さん、病院で焼酎は飲めないわ。だめですよね」と私の顔を見つめ、私に「だめ」と伝えてほしいという思いが伝わってきました。その一方で、井上さんも私の返事を待っているようでした。

私は、井上さんに「飲みたいですか?」と問いかけると、井上さんは「イチタイニ」と唇を動かしました。井上さんが何をおしゃっているのか、娘さんと私は顔を見合わせました。

今度は、井上さんは親指と人差し指で、約3cmの幅を作り、「ハンブン、ハンブン」と身振りと口を動かしました。そこで、娘さんは合点がいったようで、「お父さん、お湯割りの作り方を言っているのね。病院じゃ飲めないって話をしているのよ」と井上さんの肩をポンと触って笑い、その場は和やかな雰囲気となりました。

「かのか」のお湯割りを飲みながら、奥さんとの会話を楽しみ眠りにつくのが日課だとわかりました。

井上さんは、これまでの日課であった晩酌を希望されたのです。患者さんが「○○したい」と希望される際は、回復の兆しだと私は考えています。

睡眠障害とせん妄のため夜間は鎮静剤を使用していましたが、これでは1日の生活のリズムが整わず、井上さんの回復していく力を阻害していると考えました。

そこで、娘さんと相談して、いつも飲んできた「かのか」を届けていただくことにしました。

薬より効く生活習慣

看護師長である私も月に何度かICUで夜勤をしていましたので、私

が夜勤の日に、晩酌することに決めました。ICU夜勤看護師3人と当直医1名、患者さん5人で晩酌することにしたのです。

この時間設定は、夜間のERに受診患者がいない、救急要請がかかっていない時を見計らわなくてはなりません。この日の当直医は、ICUで後期研修を終えた医師でした。事情を説明して、協力を得たいと、事前に伝えていました。医師を含めた理由は、井上さんに安心してもらいたかったからです。

消灯30分後にそのタイミングを得ることができました。もちろん私たちは白湯（さゆ）です。井上さんの目の前で、井上さんのお湯割りを作りました。井上さんが数日前の会話で示した3cmの指真似をすると、井上さんはにっこり微笑み、1cmより狭い指幅を作りました。

井上さんは、微笑み、首にタオルをかけてほしいと希望しました。「寒いですか?」と聞くと、井上さんは指を横に振りました。

タオルを井上さんの首にかけ、井上さんが指示するように「かのか」を湯呑に入れ、お湯を入れました。5人で「乾杯」と湯呑をかわしました。

私たちの秘密の晩酌は声を潜めながら、お互いの顔を見合わせながら、それは穏やかな時間でした。井上さんは、私たちに迷惑をかけると思われたのでしょう、首にかけたタオルを取り、そのタオルを顔にかけ、「おやすみ」と手をあげて横になりました。

その日は、鎮静剤の使用を中止にしましたが、これまでにないほどの自然な深い眠りを得ることができていました。翌朝のスッキリした顔、生きている、生命力を感じさせてくれるまなざしを忘れることができません。

やはり、薬よりこれまでの生活習慣を大切にすること、そして、その方を患者としてではなく一人の人間として大切にする関わりこそが看

護なのだと思います。

　翌日は、消極的であったリハビリにも取り組むことができました。娘さんにこのことを伝えると、大変喜んでおられました。タオルを首にかけて風呂上りに晩酌をするのが、井上さんの日課だったそうです。

ICUでの誕生日会

　私たちは、これとは全く別の日になりますが、娘さんたちが恒例行事として行っている井上さんのお誕生日会をICUで企画し、ハンドベル用の楽譜を作成してくれたスタッフの指導のもと、2日間練習し、自宅から遠く離れ療養している井上さんを思い、ハンドベルで「ふるさと」を演奏しました。私たちも自然に涙があふれ、井上さんとご家族も笑顔と涙を交えて喜んでくださいました。

　この日、ICUには脳梗塞のために意識障害がある若い女性の患者さんとそのご家族もいらっしゃいました。意識が戻らないこの女性に付き添うご家族が、「聞こえているのか涙を流しています。分かるんですね。一緒に聞かせてやってくれてありがとうございます」とおしゃってくださいました。

　ICUというと医療機器に囲まれ、夜も昼もないと思っている方も多いと思います。確かにそういう日もあるのですが、可能な限り、集中的な治療が必要な方であっても人間らしく過ごせる、短い時間でもそれを追求していくことが、高度実践看護だと思うのです。

　決して、医師が実践する医療行為をどんどん手に入れることとは異なると思うのです。医療行為をやりたくないということとも意味が異

なります。看護がなすべきことは、やはり、その人一人一人のこれまでの生活の在り方を知り、回復の道のりを整えることです。

　回復への道のりを整えるには、当然、医療行為について理解しておくことは不可欠だと思います。それを理解した上で、看護の立場で何ができるのか、考え、実践することが高度な看護実践であると思います。

ICUのオルゴール

　井上さんはその後、胸腔ドレーンと人工呼吸器から離脱できて一般病棟に転出していかれました。その後、岩手に帰る前に、いったん療養病床への転院を待つ間に肺炎を起こし、天に召されていかれました。
　井上さんが亡くなった後、娘さんが主治医へのお礼のために外来を訪ねてこられたそうです。主治医から、ICUで過ごした時間を懐かしがっておられたと聞きました。

　ICUでは、24時間面会ができるようにしていましたし、1回の面会時間の制限も設けていませんでした。日中はオルゴールのCDをかけたりしていました。
　ご家族の面会時には、患者さんのそばで少しでもゆっくりできるように、必ずイスも準備していました。ご家族は、医療機器の中にいるのに、なぜか、その緊張感はなく、デパートの少し休むイスに座っているような不思議な感覚になると話してくださったことを覚えています。
　井上さんは、看護が日常性を尊重することの重要性を確信させてくださった患者さんです。

【教科書では学べない臨床現場の知と技】

❶ 睡眠障害とせん妄
先に言葉の定義を確認しておきましょう。

睡眠障害：
睡眠障害は睡眠の異常によってさまざまな社会生活機能の障害が生じる病態の総称である。睡眠の異常には、1) 睡眠の質や量、出現パターンの異常（不眠、リズム障害）がある、2) 覚醒機能の異常（過眠）がある、3) 睡眠中に異常な精神身体現象（異常行動、不随意的な筋活動、自律神経活動、パニック症状など）がある場合に大別される。extension://elhekieabhbkpmcefcoobjddigjcaadp/https://www.ncnp.go.jp/nimh/behavior/phn/sleep_guideline.pdfより引用

せん妄：
せん妄の定義についてはDSM-5Ⓡ（『DSM-5Ⓡ精神疾患の診断・統計マニュアル第5版』）が代表的なものであり、「病歴、身体診察、臨床検査所見から、その障害が他の医学的疾患、物質中毒または離脱（すなわち乱用薬物や医薬品によるもの）、または毒物への曝露、または複数の病因による直接的な生理学的結果により引き起こされたという証拠がある」。「身体疾患や薬物せん妄は身体の侵襲や薬剤により脳機能が低下することで生じる混乱状態により脳機能が低下し生じる精神的な混乱」というのがせん妄の本態である。

せん妄の原因について、高齢や認知症、脳血管疾患の既往といった脳の脆弱性（準備因子）を基盤に、身体的な侵襲や薬剤（直接因子）が加わることでせん妄を誘発し、痛みといった苦痛や不動化、感覚遮断といった環境および何らかの苦痛によりせん妄を増悪させる（促進因子）というモデルが知られている。

患者が現在どのような要因から現在の状況が生じているのか、正

しく理解することは重要です。ですが、看護ですから、可能な限り
せん妄を予防するケアに看護師が責任を持ちたいものです。

　ナイチンゲールは、「病気ではなく、病人をみる」と言い続けてい
ました。また「看護師は自分の仕事に三重の関心を持たなければな
らない。ひとつはその症例に対する理性的な関心、そして病人に対
する（もっと強い）心のこもった関心、もうひとつは病人の世話と治
療についての技術的（実践的）関心である」（ナイチンゲール「病人の
看護と健康を守る看護」（1974）、湯槇ます監修・薄井担子訳、ナイ
チンゲール著作集第2巻、p.140, 現代社）。

　障害や診断名に気を取られていてはいけません。過剰な薬剤や対
処は不要です。これまでのその人の大切にしてきた生活習慣に目を
向け、それを実践できる知恵と技術を身につけましょう。

❷ 家族との関わり

　家族との関わりは、様々な看護の役割の中で重要なことの1つで
す。時に、家族はケア提供の対象となることがありますが、時には、
ともにケアを提供するチーム医療の一員にもなり得ます。家族から
提供される情報から、回復へのアプローチのヒントが隠れているこ
とがあります。

　また、家族の看護師や医療スタッフへの信頼感が、家族の安心に
つながり、家族の安心が患者の回復を後押しするという効果がある
ように思います。

第6話

「え～!? 風呂? ここで?」
人工呼吸器を装着しながらの入浴

　私は、ICUの看護では診療の補助は一部の業務であって、生活行動援助を看護師から受けることを余儀なくされている患者さんにとって、清潔ケアは、ひと時でも苦痛を軽減する重要な看護だと考えていました。

　私は日頃から、看護の専門領域である「生活行動援助」に関しては、医師に許可を取る必要はなく、看護師の判断で、安楽にそして安全に実施することにプライドを持って実践しよう、と看護スタッフと話し合っていました。

○○疾患の看護、○○ケアなど疾患や症状を中心とした看護については学ぶ機会があります。しかし、患者さんが求めておられるのは、"個々の人間に対する看護"であると思います。

　"個々の人間に対する看護"を提供しようとすると、組織の"あるべき論"を超えなければならないことがよくあります。しかし、自分が「やりたい看護」ができないとあきらめず、個々の患者が回復するきっかけを見出し、実践するための工夫を私は実践してきました。

ICUで「生活行動援助」を実施

　青木すみえさん（仮称、女性、60歳、148cm、75kg）の入浴エピソードからそのことをお伝えしたいと思います。

　青木さんは、小柄な女性ながらダンプの運転手をしていました。胆石摘出術を受けましたが、術後、縫合不全、汎発性腹膜炎のため再手術となり、閉腹できず減張縫合の状態でICU入室となりました。

　術後も、生命の危機的状況が続き、なんとか血行動態が安定しても、人工呼吸器からの離脱が難渋し、気管切開も施行されました。また、青木さんの体格から、創部の縫合不全を繰り返し、連日、創部洗浄が必要でした。

　気管切開をしてから、鎮静剤を中止し、コミュニケーションがとれるようになりましたが、青木さんは生きる気力を失いかけていました。

　娘さんから、手術を受ける直前まで、青木さんはダンプの運転手で、アクティブに活動していたこと、お風呂が大好きであることを教えてもらいました。

　青木さんのICUの入室期間は30日を超え、なんとか青木さんに生き

る希望を見出してほしいと思い、毎日大量の生理的食塩水で創部の洗浄をする代わりに、移動式の浴槽をICUに運び込めば"入浴"できるのではないかと思いつきました。

そこで、緩和ケア病棟の看護師長に移動式の浴槽をICUに貸し出してほしいと相談しました。すると、「ICUで入浴なんて面白いわね～。使い方を伝授するわよ!」と快諾してもらい、移動式の浴槽を使用できることになりました。

次は、医師との交渉です。私が所属していたICUは、ICU専従の医師がいて、主治医と協働して治療をしていましたので、まずはICU専従の医長に入浴の提案をしました。

私の提案に医長は少し驚いた様子でしたが、青木さんは人工呼吸器を装着していましたので、「臨床工学士（ME）と相談しておくように」と合意のもとにアドバイスを受けました。

そこでMEの責任者に、青木さんの入浴の企画について相談しました。「大丈夫だと思うけど、入浴の時間が決まったら連絡して。その時間にスタッフをICUに待機させるよ」と、これまた快諾を得ました。

最後は、外科の主治医への相談です。毎日、外科チームの医師たちとは、青木さんの創部洗浄の時間と全身清拭の時間をすりあわせて実施していましたので、創部洗浄の大イベントの後に、主治医に、青木さんの入浴を企画していることを持ちかけました。もちろん、ICU専従の医師、MEとは相談済みであることを伝えました。主治医は、

「え～!?　風呂？　ここで？　できるの？…。俺らも毎日、正月も休日も返上で頑張ってるけど、青木さんはもっと頑張ってるもんな～。やってみるか～。今日じゃないだろ？…明日な、何時？…わかった、外科医

1人は誰か都合をつけるよ」

　ということで、入浴計画が実現できることが決定しました。入浴後は
創部の処置が必要なので、外科医の協力は必須でした。

　私は、ICUの看護では診療の補助は一部の業務であって、生活行動
援助を看護師から受けることを余儀なくされている患者さんにとって、
清潔ケアは、ひと時でも苦痛を軽減する重要な看護だと考えていました。
　私は日頃から、看護の専門領域である「生活行動援助」に関しては、
医師に許可を取る必要はなく、看護師の判断で、安楽にそして安全に
実施することにプライドを持って実践しよう、と看護スタッフと話し合っ
ていました。

　医師にも生活行動援助において、診療上特別な禁止事項があれば、そ
の旨をカルテに記載してほしいと依頼していました。もちろん、判断に
迷う場合は、医師に相談をしますが、“指示を得る”というスタンスで
はなく、あくまでも“治療上不都合はないか”という相談のスタンスです。

人工呼吸器を装着しながら入浴

　こうして段取りが整ったので、看護スタッフに青木さんの入浴を提案
してみました。緩和ケア病棟から移動式の浴槽をICUに運び込めば入
浴できるのではないかと考えを伝えました。看護スタッフは全員了解し、
実施に動き出しました。
　そして、いよいよ人工呼吸器を装着した青木さんに、「お風呂に入っ
てみませんか?」と提案してみました。

青木さんはびっくりしていましたが、同意されたので、人工呼吸器を装着しながら入浴しました。最初は不安そうな表情でしたが、体が温まり、青木さんの表情は笑顔へと変化していきました。青木さんは、その後、順調に回復し、人工呼吸器から離脱でき、ICUから外科病棟に転出されました。

　そして、退院が決まったとICUに挨拶に来られた時、

　「ここでお風呂に入れてもらって、生きてるんだって思えた」と話してくださいました。

　人工呼吸器を装着したままICUでの入浴を実践することができたのは、ICU看護スタッフの協力と主治医の理解があったからです。

　それは、医師に判断を仰ぐのではなく、青木さんの全身状態のアセスメント、入浴することで得られる効果と予測される危険性を明確化し、明示し、協力を要請したことが、反対されずに実施できた要因だと考えています。

　"その人が価値をおく生活行動を可能にすることで、回復意欲を促進することができます"── そう私は確信しています。

【教科書では学べない臨床現場の知と技】

❶ ICUでのフィジカル・アセスメント

フィジカル・アセスメント（身体査定）は文字通り人間の体の状態を把握する知識と技術です。フィジカル・アセスメントの学びにゴールはありません。個々の患者へのアセスメント力は継続的に学び続けることで向上していきます。

❷ ICUでの生活行動援助

ICUでの生活行動援助は、実施するタイミングについてフィジカル・アセスメントをもとに行います。そして、その援助が安楽に安全に提供できるかを判断して実施します。ICUは生命の危機的状況にある患者が治療を受けている場です。しかし同時に患者に必要と思われる生活行動援助を判断しチームで実施します。

❸ 看護師の判断と医師の判断の違い

ICUでの生活行動援助は、看護師から医師に提案して実施します。治療を優先せざるを得ない状況であっても患者の生活行動援助が不要になるわけではありません。回復を促進する排泄の処置、身体の清潔、安楽な姿勢などは実施されます。

治療と安楽の必要性について医師の判断と看護師の判断の違いが生じた際は、看護師の考えを医師に伝えるべきです。専門性が異なるので、判断が違っていてもよいのです。

❹ 安全と安心についての注意点

看護ケアや治療に関わるケアを提供する際、安心であり安楽であるためには、必ずそれは安全である必要があります。安全だから、安心であり安楽なのです。

安全を優先すると、安心や安楽ではなくなることがあります。逆に安心や安楽を後回しにしては看護とは言えません。たとえ、短い時間であっても、安心で安楽なひと時を提供すると自然な回復過程

を整えることにつながります。その時、その場でのケアの意味を見出せる看護師であってほしいと思います。

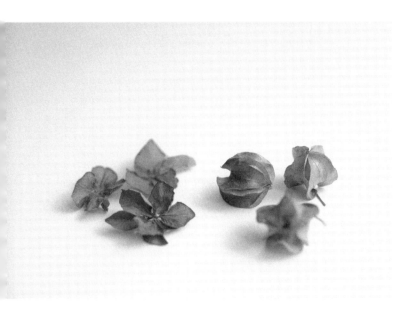

第7話

看護のアイデンティティ
コロナ禍で紡がれる物語

　看護のアイデンティティがあるからこそ、気がかりに思う。その思いを行動に移すことができます。その気がかりが、患者にも伝わり、痒みで眠れないことを伝えることができたのだと思います。

　まさか、この重曹清拭を提案してくれることを期待してはいなかったのではないでしょうか。

"知の巨人"と言われたジャーナリスト・立花隆さんが亡くなったのは、2021年の4月30日です。先日、「NHKスペシャル 見えた 何が 永遠が～立花隆 最後の旅～」を見ました。立花さんは、「人間とは何か」という問いに向き合い続けた生涯だったそうです。この番組を見たのをきっかけに、立花さんの著書、『死はこわくない』(文春文庫)をもう一度読んでみることにしました。

　「生とは何であり、死とは何であるのか」は、人が生涯追いかけざるをえない難問である。答えは年齢によってかなり、あるいは微妙に変わってくる——と述べられています。そして、この本の第2章には、看護学生に語る「生と死」があります。3年生か4年生に読んでもらいたい本だと思います。

　これまで様々な取材活動の中で、生と死の問題を取り上げてきた立花さんが、「いずれは死を迎えることは間違いないけれども、その時はきっと、看護師の助けを必要とするでしょう」と述べています。

「熱布バックケアを一生忘れない」

　直接、私が看護実践した患者さんではありませんが、直接ケアをさせていただいたように感じた、患者さんとある看護師の物語をお伝えしたいと思います。この患者さんと看護師の物語を教えてもらうことになったきっかけを先に説明させていただきます。

　私は、2018年から「熱布バックケア普及プロジェクト」(特別篇参照)として、体感型の講習会を繰り返し、プロジェクトのメンバーと熱布バックケアの普及活動を行っています。2018年にこのプロジェクトに参加して

くださった看護師Sさんからのメールがきっかけでした。

　個人情報を伏せて、できる限りいただいたメールを再現する形でご紹介します。2021年12月26日（日）22：43にこのメールは届きました。

大変遅くにすみません
○○病院○病棟の○○です。

　いまだに終わりが見えないコロナ禍、○病棟は感染病棟になっては、また元に戻るを繰り返しております。院内のアウトブレイクの際には、一時的に、違う病棟へリリーフに行くなど、今年は目まぐるしく変化に富んだ毎日を送りました。

　リリーフに行った病棟で出会った終末期の38歳の男性の患者さんのことです。その病棟のスタッフには、「きつい面談がされたので泣いていると思いますから、そっとしておいてください」と言われました。しかし、その患者さんのベッドの枕灯がついていて、私がベッドサイドに行くと、告知された夜に、眠れないと起きていらっしゃいました。

　声をかけると、「痒くてね、眠れないね」とおっしゃったので、「重曹清拭しますか？」と聞くと、うなずかれました。

　清拭をしている最中に、サウナが好きと話してくださったので、急遽、熱布バックケアを行いました。温めている間に、ポツポツと今までの生い立ちやらお子さんのことを涙ながらに話しはじめました。

　私は、背中を熱布で軽くおさえながら、ずっと、ただ聞いていました。患者さんがウトウトし始めたのを感じたので、「寝ますか？」と声をかけると、すぐに休みはじめました。

　次の朝、その患者さんは、「ねえ！ 昨日、何したの？ 魔法かけたの？ なんかすごくよく眠れたんだよ、すごいね！ あれは、みんなに伝えたほ

うがいいよ！ 魔法かけたんだよね、何されたかわからなかったけど、すごい！」と興奮しながら声をかけてくれました。そして、「俺ね、一生忘れないよ。ホントすごかった!!」と言ってくれました。

　その患者さんは、他の看護師にも伝えたみたいで、「教えてもらったほうがいいよ！」と話していたみたいです。
　私的には、あたりまえのことをした、しかもタオルをあてる、ただ、それだけのことなのに、この人は、こんなに喜んでくれる！と感動しました。

　その患者さんは、「熱布バックケアを一生忘れない」と私に言ってくれた翌日にご自宅に帰り、10日ほど過ごした後、ご自宅で亡くなりました。
　あの時に、足をとめ、患者さんのところに行けたこと、患者さんに触れられたこと、良かったなと改めて感じています。熱布バックケアを教えていただき、ありがとうございました。

　このメールを読むと、その場に一緒にいるような思いになりました。コロナ禍、触れること、患者さんと共に在ること、看護実践の意味を再確認できる実践報告です。

看護のアイデンティティ

　消灯後に枕灯がついているベッドサイドに足を運んだ、この看護師Sさんの患者を気にかけるケアリング、患者が気になり声をかけるという行動がなければ、この患者さんが言う「魔法」は始まりませんでした。
　看護のアイデンティティがあるからこそ、気がかりに思う。その思い

を行動に移すことができます。その気がかりが、患者にも伝わり、痒みで眠れないことを伝えることができたのだと思います。

　まさか、この重曹清拭を提案してくれることを期待してはいなかったのではないでしょうか。効率が求められ、ましてこのコロナ禍において、消灯後に重曹清拭を提案できる、医療の現場にいながら、医療処置を優先せず、それも告知されたその当日の夜に、看護ケアでこの患者さんの痒みで眠れないというニーズに応えようとしていることの素晴らしさ。

　厳しい告知がされた日は特に、その患者さんがどのような反応を示すかはわからないものです。痒みという身体に起こっている苦痛、小さな子供のことを考えると、余命が短いということは大きな気がかりであり精神的な苦痛も抱えていたことでしょう。きっと、この患者さんは、自分のために夜間に清拭をしてくれることを期待していなかったと思います。

　看護師Sさんは、患者さんのペースで話せるその場を作り出し、それに付け加えこの患者さんの日常生活の中で、サウナが好きということに応じて、重曹清拭から熱布バックケアに変更しています。

　掻痒感が強い場合、身体を温めると掻痒感が増強する可能性もあります。ですが、健康だった際に好きだったというサウナの効果を再現できる熱布バックケアという看護技術を用いて、その心地よさが、さらにこの患者さんのコミュニケーションチャンネルを開き、安堵をもたらし、眠りに導いています。湯とタオルという日常生活の中にあるものと看護技術を用いて提供するケアがこれほどの力を持っているのです。

　この患者さんが、この看護師Sさんの記憶に残る"大切な患者"になったことは間違いないでしょう。患者さんと看護師の日々の関わりの中で紡がれる物語が、現在では、看護記録に詳細に記述されることがなく

なりました。このような物語を次の勤務者に伝えることができる申し送りも行われることが少なくなりました。

　看護師同士の日常の会話の中で、患者さんとの物語を語ることができる場を意図的に作っていくことの大切さを考えずにはいられません。患者さんに必要な看護ケアを考え実践していくため、看護の自律のために、他者の実践を聞いて、感じて、考えて、自己の実践に取り入れていく、このような生きた学びの場をコーディネートしていくことが、看護管理者や看護教育者の役割だと思うのです。

学生の"学ぶ力"に訴える授業

　私は、大学で基礎看護学を担当しています。4月に入学してきた1年生の基礎看護技術の睡眠と休息の援助についての講義で、この実践報告を紹介しました。

　「睡眠・休息を促すために、阻害因子を減らし、身体・精神状態と環境条件を整える」──その具体的な援助方法には、

(1) 体内時計のリズムのメリハリをつける。
(2) 個別性に応じた睡眠習慣・入院生活スケジュールに配慮する。
(3) リラクゼーションをすすめる。
(4) 睡眠を妨げる考えや行動を修正する。
(5) 入浴・足浴で入眠を促す。
(6) 睡眠薬の使用は最小限にする。

等があります。このような一般的なことについて1つずつ例をあげて説明するより、この事例を紹介することのほうが、学びがあるに違い

ないと考えたからです。学生の"学ぶ力"に訴えてみようと考えたのです。この講義の後、学生から寄せられた感想の一部をご紹介します。

- 熱布バックケアの話を聞いて、患者さんの話の中でケアの方法を変えていくことの大切さを感じられた。また、自分自身が患者さんに一番合ったケアを行えるように新しい技術や知識を積極的に身に着けていくことが重要なのだと気づかされた。
- 看護師として当たり前のことをして、それを患者から感謝されることはとても素敵だと思いました。私も、患者の気持ちを考えて看護できる人になりたいです。
- 人間が誰でもそうであると普遍的に物事を見てしまうと患者の理解につながらないと分かったので、その患者に合ったケアをできるようになりたい。
- 熱布バックケアのメールの紹介をありがとうございました。それこそが看護だと感じます。私もそのような看護を当たり前にできる看護師になりたいです。
- 臨床現場でのお話はとても感動しました。実際に教わったことを現場で実践してみる勇気と患者さんのお話は私が目指している理想に近いもので、憧れました。今の段階で実践できるものは少ないですが、自分なりに頑張りたいと思いました。
- 終末期の患者へのケアをした実話を聞いて、誰かに指示されたことをそのままするのではなく、患者の心に寄り添って看護をすることが大切だと改めて感じた。
- 熱布の話を聞いたとき、本当に看護は素晴らしいと思った。患者にあそこまで驚かれると本当に仕事のやりがいにつながるなあと思った。感動して涙が出そうになった。
- 熱布バックケアの話を聞いて、看護は医療行為だけを行うのでは

なく、いかに患者さんの心に寄り添い、看護師ができる限りのケアをしていくことが大切であると改めて感じ、私もそんな看護師になれるようにこれからも頑張っていきたいです。

- 終末期患者さんの話を聞いて、泣いているかもしれないからそっとしておいてくださいと言われたにも関わらず、看護師は様子を見に行き患者さんのために寄り添って、ケアを行ったことがとてもすごいなと思いました。はたから見たら、様子を見に行ったことがお節介に感じるかもしれませんが、患者さんのためにそこまで動ける看護師がとてもすごいなと思ったと同時に自分もそのような看護師になりたいと思いました。

- 余命宣告をされた男性の話を聞いて、看護師の存在の意味を改めて知った。看護師は多くの患者を受け持ち、そういった行動が当たり前かもしれないけど、患者にとってはたった一人の看護師であることを忘れたらだめだなと思った。

- 病気の話を直接出して心配されるよりも、この看護師のような間接的に伝わる優しさの方が心に染みるなと思いました。また、患者さん一人一人に合うケアをするためにも、様々な技術を身につけておくことの大切さを感じました。

入学してまだ1カ月の看護を学び始めたばかりの学生の感想です。ですが、確かに看護とは何かを学び始めているという確信が持てました。

ヘンダーソンは、学生時代に看護をしてみせてほしいと切望していたそうです。その時その場でしか実践できないその人にとって必要な看護を、その場で工夫しながら実践できる看護師の学びの第一歩を支えることも大切な看護実践活動だと考えています。

この看護師Sさんからのメールの最後に、「つい先日、川嶋みどり先

生の『看護の羅針盤366の言葉』（ライフサポート社）を読ませていただき、あっ！これだ！と、その時のことを思い出し、涙を流してしまいました」と付け加えられていました。

　どの言葉のことを指しているのかについては書かれていませんでしたが、私は、

　百の言葉よりも
　患者の苦痛を察して
　差し伸べられる
　温かい手の効用
　　　　（『川嶋みどり　看護の羅針盤　366の言葉』(p.316、ライフサポート社)

を指しているのではないかと思います。

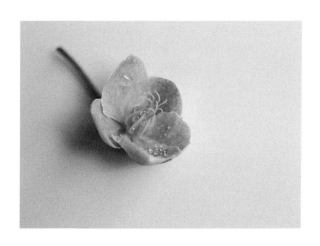

【教科書では学べない臨床現場の知と技】

❶ コロナ禍の看護

コロナ禍では、感染の拡大を制限するため、そばにいる、触れるという看護の原点である行動が一時期制限されました。もちろん、家族の面会も制限されていました。規律や規則を遵守することは社会や組織の秩序を守るために必要な行為です。しかし、ひとりの人間に焦点を当て、必要な感染予防策を講じた上で、その人のニーズに応じて、そばにいる、触れる直接的な看護技術を提供できる看護師でなければなりません。

❷ 重曹清拭

重曹（炭酸水素ナトリウム）の使用濃度は、1〜2％です。炭酸水素ナトリウムは、低温の水に加えたときは分解せずに溶解しますが、水溶液で長く放置するか、激しく振り混ぜると二酸化炭素を放出し、65℃以上では急速に分解して炭酸ナトリウムとなります。重曹清拭をする際には65℃以下の湯を使用しましょう。

❸ 温かい手の効用

患者さんに触れる際は、事前に手を温めておきましょう。自分の手が冷たいと感じた際は手のひらをこすり合わせると温かくなります。看護師の温かい手は患者さんに安心感を与えます。患者さんに安心して触れることができるようになるには、これも反復練習が必要です。まずは、患者さんの脈を橈骨動脈で測定できるようになりましょう。パルスオキシメーターや自動血圧計で脈が測定できても、患者さんに直接触れて手を用いて測定や観察ができるようになりましょう。

第8話

患者の安全を守る
医療現場と介護現場から見えてくるもの

　医療の場においても、転倒することを前提で身体拘束をしないことを説明している病院もあるようです。しかし、多くの病院では、転倒・転落はあってはならない、その予防のために、身体拘束の同意を前もって得ておく、組織の安全を守るためにと医療訴訟を起こされないようにと保身してしまう現実があります。

私たち看護師は、患者さんの大切な生命を守り、その人らしく生活ができるよう必要な支援を提供しています。時に、生命の安全は守れても、患者さんの尊厳や現在維持されている心身の機能や安楽、そして安心を維持することが難しい場面に遭遇します。

　看護師は、その場面、場面でその人にとって「よいことは?」と常に考え実践することが求められています。時に、どうすることが正解なのか、悩ましい状況があるからこそ、チームで一緒に検討しています。

　超高齢社会となり、先端医療に特化した病院では異なるかもしれませんが、多くの医療施設では、入院している患者さんの多くが高齢者です。自宅との生活環境が異なりますから、転倒のリスクが高くなります。そして、治療を納得してはじめても、治療の過程でせん妄となり、一時的な判断能力が低下することもあります。疾患や環境要因などにより、認知力が低下することもあります。

　医療施設に入院すると、転倒・転落、治療上必要なチューブ類の自己抜去を予防するため、最後の手段として身体拘束が選択されることがあります。介護保険施設などでは、身体拘束は、原則禁止されている行為です。

　2000年(平成12年)4月に高齢者の自立した生活を支えることを目的とした介護保険制度が始まり、それに伴って介護現場において身体拘束をなくす「身体拘束ゼロ作戦」という取り組みが進められています。

　そして、2022年(令和4年)度より事業所において義務化される「虐待防止及び身体拘束等の適正化にかかる取り組み」が施行されました。その内容は次の通りです。

【義務化された内容】

- 虐待防止委員会の定期的な開催と委員会での検討結果の従業者への周知徹底
- 従業者への定期的な虐待防止研修の実施
- 虐待の防止等のための責任者の設置
- 身体拘束等の適正化のための対策を検討するための委員会の定期的な開催と委員会での検討結果の従業者への周知徹底
- 身体拘束等の適正化のための指針の整備
- 従業者への定期的な身体拘束等の適正化についての研修の実施
- 身体拘束等の廃止に関する指導及び身体拘束廃止未実施減算の適用

　介護施設では、このように原則禁止されている行為が、医療施設で医療を受ける際には禁止されていないことをどのように考えればよいでしょうか。

　患者の安全を守る看護について、これまでに出会った患者さんやフィールドワークで出会った看護師の実践を通して考えてみたいと思います。

"患者さんの楽しみ"

　安岡さん（仮称、90歳、男性）は、洞不全症候群のためペースメーカーを植え込んでいた方でした。私が、看護師1年目に出会った患者さんです。何度か入退院をしていた方で、馴染みの患者さんでした。その最後となる退院の日、私は深夜勤務で安岡さんの受け持ちでした。家に帰るのを楽しみにしていて、退院時に着る洋服を自分で準備していました。

　私は、「一回りしてきたら着替えをお手伝いしますから、待っていて

くださいね」と伝えると、「ありがとさん。船に乗って帰るけー、遅れたら困るんじゃ。あんたも忙しいの、まっとるけーのー」とおっしゃいました。

「娘さんが、9時過ぎに迎えに来るそうですよ。朝ご飯が終わったら着替えましょう」と伝えて安岡さんのそばを離れました。

しばらくして、ガタンと大きな音がしたので安岡さんのところに慌てて行くと、安岡さんは、ベッドに立ち上がってズボンを履こうとして、ベッドから転落してしまったようでした。頭部打撲で、あっという間に意識消失し、短時間で瞳孔の左右差が出現しました。

ワーファリン（ビタミンKが関与する血液凝固因子の産生を抑え、血液を固まりにくくし、血栓ができるのを防ぐ薬）を内服していましたので、血腫が広がったのだと思います。すぐに、頭部CTから急性硬膜下血腫と診断され、緊急手術となりましたが、二度と安岡さんの笑顔に会うことはできませんでした。

退院の日に、"電池"を入れ替えてもらったから、これで家に帰ってまた畑仕事ができるとおしゃっていた安岡さん。先に帰り支度の着替えを手伝っていれば、こんなことにならなかったのかもしれないと、後悔をしました。

あれから30年以上経っても、安岡さんの笑顔と声が私の心に残っています。看護師1年目で安岡さんから、"患者さんの楽しみにしている要望は後回しにしない"ということを教えていただきました。

不思議な回復力

清水さん（仮称、78歳、男性）は、獣医をされていました。私が看護師

3年目の時に出会った患者さんです。僧帽弁閉鎖不全のために、僧帽弁置換術を受けました。術後、酸素化が改善せず、気管切開となりました。また、せん妄となっていて、上肢の拘束をしていました。

　奥さんが毎日欠かさず面会に来られて、「じいちゃん、元気になってくれなきゃ困るよ」と頬や手足をさすっておられました。

　奥さんがいらっしゃる間は、上肢の拘束を外すことができていました。少しずつ、状態が安定してきて、車イスに乗車できるようになったある日、上肢の拘束をすり抜けベッド柵を乗り越え、ベッドから転落してしまいました。幸いに外傷はありませんでした。

　ところが、驚いたことに、「目が覚めた、長い夢を見ていた」と、清水さんははっきりとした口調で、視線もしっかり話し始めたのです。これまでの清水さんとはまるで別人でした。

　奥さんがいつものように面会に来られたので、ベッドから転落してしまってからの経緯を説明しました。

　清水さんは、「おお、来たか」と右手をあげて奥さんに話しかけました。

　「じいちゃん、私のことわかるの、手術してから初めてだね〜。毎日、朝から夕方まで一緒にいたんだよ」と清水さんの手を握って、泣き笑いです。

　清水さんは、「そうか〜。それはご苦労さん。ベッドから落ちたそうだが、頭がしっかりした」と穏やかな笑顔で答えていました。

　「まったく。けががなくてよかった。おまけに頭がしっかりして、こんなことがあるんだね〜」

　清水さんに関わっていた医療スタッフ全員が、この事実に驚きました。ベッドからの転落は、ともすると大きな事故になってしまうことがありますが、人間にはこのような不思議な回復の力があるのだと教えてもらいました。

清水さんは、ベッドからの転落が回復へとつながりましたが、とても
まれなケースだと思います。上肢の拘束がなければ、患者さんはその
抑制帯をはずそうとしなくてもよく、ベッド柵でベッドを囲わず、1カ所
でも柵を外してあれば、柵を乗り越えて転落ということは避けられた
のではないか。大事には至らなかったからよいのではなく、このような
ことが起こらないように、常に患者さんの安全と安楽を考えなければ
なりません。

「なんでもあり」ということの意味

次は、A特別養護老人ホームのフィールドワークで教えていただいた
患者さんの安全を守る看護実践をお伝えします。

B看護師は、病院勤務から特養に入職した当初、おむつを外して口
に入れてしまう女性の入居者がいて、もしのどに詰まらせて窒息した
らということを考え、夫に説明をして、おむつを外せないように、つな
ぎ介護服を提案して、夫から承諾を得ました。つなぎ介護服は、専用
のフックを使用する必要があり、身体拘束の1つと考えられます。

B看護師が、夫からつなぎ介護服着用の承諾を得たことを施設長に
報告したとき、施設長は、「つなぎ介護服を考える前に、考えられる手
立てをすべて考えて実践してみて。縛るくらいなら、おむつを食べる
ほうがよい」とすごく怒って、絶対にいいと言わなかったそうです。

B看護師は、介護職と一緒に相談しながら、みんなで見守り、頑張っ
ているうちにケアが変わり、自然におむつを外して口に入れる行為が
落ち着いて止んだと振り返って話してくださいました。

施設長は、生活の場では、よくなるためには"なんでもあり"で、じっくり時間をかけて、よくなるポイント探しができるのが施設ならではで、その人が家で大切にしていたものや生活習慣を尊重したほうがよい、医療現場でよく見られる"こうあらねば"という医療職の発想は生活の場には馴染まない、また、高齢者の命の灯が、だんだんと弱くなり、やがて消えていくのを黙って見守ることが、高齢者にとって最高の看取りであり、過剰な医療行為は全く必要ないと話されていました。

　B看護師は、「この特養に入職したばかりの時には、だめなことはだめとはっきり伝える施設長の"なんでもあり"ということの意味が全く想像もつかなかったけれど、ケアワーカーとも工夫を重ね、大変な時は、入居者のベッドで一緒に寝たこともある。ケア提供側の関わりが変わることで、ケアを受ける側も変化するということを体験し、しだいに"なんでもあり"ということがわかってきて、今は、その時の施設長の意見に賛成するようになった」と話してくださいました。

　施設長と、B看護師が話したように、職員は入居者に、ミトン・つなぎ服・車イス安全ベルトなどの身体拘束は、一切行っていませんでした。
　フィールドワーク中にも、転倒による骨折、車イス・ベッドからの転落は起きていました。職員は、家族に身体拘束しないことで、転倒や転落は起こりうることを前提に説明をしていました。転倒や転落が生じた際には、すぐに家族に連絡をしていました。

医療施設側からの約束

　転倒し大腿部を骨折した蘇我さん (仮称、85歳、女性)の息子さんは、

「自宅で介護していても片時も目を離さないということは難しい。母が自分で歩きたくて転んだのだから仕方がない。自宅で転んでいたらこれでは済まなかったかもしれない。骨折した後も、歩けるようにしてもらって、母を自由に生活させてもらっていることがありがたい」と話してくださいました。

　入居者の尊厳を脅かす身体拘束は絶対にしないという方針が貫かれ、ご家族もこの方針に納得されていました。

　医療の場においても、転倒することを前提で身体拘束をしないことを説明している病院もあるようです。しかし、多くの病院では、転倒・転落はあってはならない、その予防のために、身体拘束の同意を前もって得ておく、組織の安全を守るためにと医療訴訟を起こされないようにと保身してしまう現実があります。

　転倒・転落を予防するために、身体拘束の同意書に署名を得ることは、転倒・転落は起こしませんと医療施設側から約束をしているようなものだということを考えなければならないと思います。

　蘇我さんの息子さんが話されているように、施設の方針を理解し、日頃のケアについて納得が得られていることが大切なのだということを教えてくれます。

【教科書では学べない臨床現場の知と技】

❶ 看護師1年目の心得

　学生から看護師として専門職業人として歩み始めます。組織の一員としての自覚を持ち、所属先の看護基準・業務手順に添って行動できるようになりましょう。基本なくして個別性重視だけでは患者さんの安楽と安全を守ることはむずかしいことを心得ましょう。

　1年目だから許されること、それは、何でも誰にでも質問や相談ができることです。そして、診療やケア、検査、リハビリなど様々な場面に同席することが可能です。この特権をフル活用して、観察して、考えたこと、自身の実践に活かせることを記録しておきましょう。

❷ 看護師3年目の心得

　私は今のままでよいのか?と疑問が生じやすい時期です。この疑問が生じるのは看護師として成長している証です。これから先の看護師としてどのように成長していきたいかゆっくり考える時間を持ちましょう。焦って決める必要はありません。患者さんに個別性があるように看護師にも個別性があります。目標とする看護師に近づくために、どのような学びが必要か考え実践してみましょう。人間として成長できることが豊かな看護の提供につながりますから、学びは看護に固執しなくても大丈夫です。

❸ ベッドからの転落

　患者さんがベッドから降りたいと思ったときに、ベッドから降りることができるようにしておきましょう。ベッドからの転落が心配かもしれませんが、ベッドを4つの柵で囲ったり、何かを乗り越えないとベッドから降りられないような環境を作ると、ベッドからの転倒は治療が必要な事態となります。

第9話

"看護師として強くなれた"

自分の考えを他職種と患者・家族に伝える

　自分の考えを他職種、そして患者・家族にも伝えられるようになった…。

　指示された範囲内で、できることを行うというのではなく、目の前の患者さんにとって必要なことを看護の視点から提案して実践すること、実践できるように協力を求め協働するということです。

看護師が生活行動援助を看護補助者に委譲したいと考えているという報告があるそうです。私は25年以上、臨床の場で看護師を続け、今は教育・研究を通して看護を考え続けています。

　臨床現場は、どんどん忙しくなっていると感じています。ですが、生活行動援助を委譲したいと考えたことはありませんでした。それは何故だろうと振り返ってみると、やはり、患者さんの顔が浮かびます。

　私は、看護師になりたいという強い目的意識をもって看護大学で学んだわけではありませんでした。小学校1年生の時に出会った担任の先生に憧れ、高校3年生になるまで教員になりたいと教育学部を目指していました。高校3年生の時に目にした新聞記事「少子化、教員採用削減」で、教育学部への進学を考えなおそうと思ったのです。それでも、教員への道を残しておきたいと考え、看護師・保健師、そして選択で教員免許が取得できる大学を選択して入学しました。

本来の看護

　当時、私が学んだ看護学科は定員が40名でした。シーツ交換、清拭、洗髪等々、学生が基礎看護技術を反復練習できる環境を先生方が整え指導してくださったことが思い出されます。

　あなたたちは将来の看護を支えていく人になるのだと教育してくださいました。誰もが看護師を目指していて、私は、選択を間違えてしまったと後悔しましたが、初めての実習での患者さんとの出会いが、看護の道を選択してよかったのだと感じさせてくれました。

　その患者さんは、40歳代の女性で、脊髄小脳変性症のため、近隣の

県から私が学ぶ大学の付属病院に長期入院されていた方でした。

　食べること、排泄すること、清潔を保つこと、動くこと、ラジオを聞くこと、家族に手紙を書くことなど、多くの生活行動の援助が必要な方でした。生活行動援助が、どれほど患者さんが人間らしく生きていくために重要なことであるか身をもって教えてくださったのです。

　私は、ICUから看護師としての道を歩み始めました。ICUは、診療に関わる業務内容が多いのですが、その一方で、ほぼすべての生活行動援助を、治療による侵襲や反応を踏まえたうえで実践しなければなりません。

　大切ないのちを守るために必要な治療を受けている患者さんが、その一瞬でも「患者」からその人に戻ることができるのは、看護師が実践する何気ない朝のケアのひとつである温かいタオルで顔を拭いたときや、ホカホカの熱布で胸部や背部を蒸したときに大きく一息をつくときです。

　私は、看護師が生活行動援助を手放してはいけないと思うのです。

気になる患者

　私が看護師10年目に出会った小田さん（仮名、35歳、女性）です。

　小田さんは、倦怠感が強いとのことで、外来受診をし、劇症肝炎の診断で血漿交換が必要とのことで、そのままICUに入院となりました。小田さんは、夫に付き添われ、外来の看護師に車イスでICUに搬送されてきました。

　私は、小田さんの受け入れ担当でした。小田さんに挨拶をして、車イスからベッドに移ってもらう際、小田さんは私に、「水が飲みたい」

とおっしゃいました。車イスからベッドに移るほんのわずかな動きの間の訴えでした。息苦しさがあることがわかりました。この後、すぐに血漿交換のための処置が控えていたので、「氷でもよいですか?」と小さな氷片を口に入れてもらいました。

この後、血圧を測り、心電図モニターを装着し、橈骨動脈を触れた時、とっさに、「小田さんは本当に劇症肝炎なのだろうか?」と疑問に思いました。それは、小田さんの血圧です。脈圧(最高血圧と最低血圧の差)があまりにも低かったのです。そして、ICU入室時に必ず実施する12誘導心電図が、ほぼ全誘導でST-Tの低下がありました。

そこで、手短に、体調の変化を感じるまでにどのようなことがあったか、小田さんに伺いました。小田さんには6歳と3歳の二人の娘さんがいて、二人がインフルエンザにかかり、その世話が大変だった、娘たちがよくなったと思ったら、身体がだるくて疲れが出たと思っていた、今日になって動くのもしんどくなった、と話してくれましたが、息切れも気になりました。

消化器内科医師から、血漿交換の準備を進めるように外来から指示が出されていました。ICUは、複数の診療科の医師との連携があります。今考えると、どうしてそのような行動をとったのか、思い出せないのですが、循環器内科医師に私の気がかりを伝えなければ、外来中の消化器内科の医師を通していたら、手遅れになるのでは?と感じたのは確かでした。

診察を要請する

循環器医長に、「気になる患者さんがいるので、話を聞いてほしい」と連絡をしました。「急ぐのか？ どうして？… まあいい。すぐに行く」とICUに来てくれました。

気になっていることを伝えると、循環器医長は、「これは…」とすぐに心エコーを実施しました。この後は循環器科で対応することになりました。

このやりとりをしている間にも、小田さんの状態は変化し、仰臥位で寝ていることができず、起坐位に体位を変更していました。

小田さんは劇症肝炎ではなく、急性心筋炎（劇症型）だったのです。

小田さんは、みるみるうちにショック状態に移行していきました。もう20数年前のことで、現在の治療とは異なることがあるかもしれませんが…。呼吸器管理とIABPが必要になることは予測ができました。

面会

控室で待っている小田さんのご主人に、娘さん2人を連れてきてほしいとお願いしました。時間が経過してしまうと、医療機器に囲まれた状況となってしまいます。幼い娘さん2人とご主人に面会してもらい、小田さんにこれから受ける治療の励みにしてもらいたいと考えたからです。

通常、幼児や学童はICUへの入室をお断りしています。それでも、小田さんのご家族にとって、その時の面会が必要と考えたので、看護師長に交渉し特別許可を得ました。人工呼吸器装着のための気管内挿

管をする直前、ほんのわずかな時間でしたが、娘さん2人とご主人に面会してもらいました。

　この後、人工呼吸管理、IABP^{註1}による循環補助の治療が2週間続き、腎機能も低下したためCHDF^{註2}も回すことになりましたが、小田さんは少しずつ回復されました。

註1 IABP：大動脈バルーンパンピング（intra-aortic balloon pumping：IABP）：
　　　心原性ショックによる低心拍出状態に対する機械的補助循環装置。
註2 CHDF：持続的血液濾過透析法（Continuous Hemodiafiltration；CHDF）：
　　　24時間以上、持続的に血液濾過透析を行う血液浄化法。

治療の中に日常を取り込む

　人工呼吸器離脱までに4週間かかりました。抜管できる日を心待ちにしていた小田さんは、久しぶりに聞く自分の声に驚いていました。反回神経麻痺が起こっていて、嗄声となっていたのです。後頭部には円形脱毛ができていました。褥瘡は作ってはいけないとケアをしていましたが、左かかとに深い褥瘡ができていることもわかりました。

　通常なら、循環動態が安定した時点でICUから一般病棟に転科するのですが、当時、ICUと循環器内科が一つの看護単位であったこともあり、小田さんが退院するまで関わることができました。
　機器や薬剤で生命を維持し、全ての日常生活動作の介助を受けている状況から、少しずつ自立に向けての小田さんの闘いに伴走させていただき、超急性期からの栄養管理とリハビリテーションの概念が必要なのだと気づかせてもらいました。今では、当たり前のこととなって

いますが…。

　その人が、内なる生きる力（自然治癒力）を発揮させるには、少しでも、治療の中に日常を取り込んでいくことが必要だということも、小田さんの看護を通して実感しました。

　小田さんは、STによるリハビリをしていましたが、自分の聞きなれない声を聞くのが嫌ということと、身振り手振りでかなりのコミュニケーションが成り立っていたので、話すということをしなくなっていました。

　食事も嚥下しやすい形態でなかなか食欲もわいてきません。
「食べましょう」という看護師の関わりが重荷にもなっているようでした。治療だからといっても、楽しみである食べることが重荷になるような関わりは看護ではありません。

　ご主人に、可能であれば、食事の時間にご自身も食事をもって面会に来ていただくことをお願いしました。小田さんの部屋からはじめはご主人の声だけが聞こえていましたが、食事の時間を夫婦で過ごすことで、少しずつ、食べる時間の楽しみができ、夫婦の時間の中で笑うことを取り戻し、数日たつうちに、小田さんの笑い声、そして話し声が聞こえてくるようになりました。

　治療の過程で失った筋肉、筋力を取り戻すには、食べて、活動をして全身の筋肉を取り戻すこと。まずは、楽に呼吸ができるための呼吸筋をはじめとする全身の筋肉を回復すること、活動をするために良質の睡眠をとること、快適な排泄ができること、これらの小田さんがこれまでに当たり前にさほど意識せずに行えていたことを取り戻すには、一つ一つの生活行動を援助するということから、セルフケアできるように関わり方を変えていく、これが高度な看護実践なのだと、小田さ

んの看護を通して実感することができました。

生きているって思えた時

　患者さんと家族と医療従事者が一つの目標に向かって、それぞれの力を発揮していくことの重要性も実感することができました。

　小田さんの場合、上のお子さんの卒園式、そして小学校の入学式に参列することが目標でした。その目標に向かって、看護師とPTはリハビリ室での訓練と病棟での活動の範囲を連動させました。

　小田さんは自力で起き上がる、立つ、イスに座る、20m歩行ができるようになり、卒園式には、外出届を出して、ご主人に付き添われて参加出来ました。小学校の入学式は、せめて小学校の中では車イスを使わず歩いて参加したいという目標をもち、これも達成することができました。

　その後、ご自宅に退院され、日常の生活に戻っていきました。小田さんが、退院間際に話してくださったことがあります。

　「"生かされている"から、"生きている！"って思えた時、それは、作り笑いじゃなくて、主人と昔話をしながら心から笑えた時。そして看護師さんたちが私のことを考えて、普通の病院じゃできないようなこと、病室で主人も一緒に食事をする提案をしてくれたこと。娘たちとも面会できたこと。それと、看護師さんとリハビリの先生がしょっちゅう私の目の前で、ああでもないこうでもないって言い合っていたこと。これがなかったら、今はないかな…」

　私は、小田さんに出会ってから、看護師として強くなれたと感じて

います。この強くなれたという意味は、自分の考えを他職種、そして患者・家族にも伝えられるようになったということです。

　指示された範囲内で、できることを行うというのではなく、目の前の患者さんにとって必要なことを看護の視点から提案して実践すること、実践できるように協力を求め協働するということです。小田さんは、看護に何ができるのかを私に教えてくれた「杖患者」さんです。

【教科書では学べない臨床現場の知と技】

❶ 基礎看護技術の反復練習

　基礎看護技術、中でもベッドメーキング、全身清拭、寝衣交換、体位変換は、看護師役と患者役を交替しながら、何度も何度も繰り返し練習して、考えなくても身体が動くようになるまで技術練習をしましょう。患者役を体験することで、手順ではなく、その人にとっての技術を考えられるようになります。そうなってはじめて手順が看護技術になります。

❷ 脈圧（最高血圧と最低血圧の差）

　血圧は測定することが目的ではなく、そのとき、そのときの数値が何を意味しているのか、患者さんの状況と合わせて判断します。患者さんが今後どのように変化していくのか、経時的に観察することでアセスメントすることができます。

　収縮期血圧と拡張期血圧の差を脈圧といい、この値が25〜30 mm Hg以下になると、脈圧が低いと判断します。脈圧が小さくなると、心不全を引き起こす可能性が考えられます。

第10話

家族への関わり

"かかりつけ看護師"のような存在へ

　これまで、医療を提供する立場で、先のことも予測して、夜間に気管内挿管が必要になることもあるため、その可能性を家族に情報提供することは重要なことだと考えていました。今でも重要だと考えていますが、それをすべての人に同じように説明するのは、やはり適切ではないと確信したのです。

忘れられない患者さんと共に、忘れられない患者さんのご家族がいらっしゃいます。今でも折に触れて気がかりで思い出す患者さんとそのご家族との関わりについての物語です。

母と娘の長い闘病

　片山さん（仮称、女性、80歳代後半）は、COPD（慢性閉塞性肺疾患）急性増悪のため入退院を繰り返している方でした。片山さんは、一級建築士の娘さん（50歳代）との二人暮らしでした。

　娘さんは、片山さんの介護をしながら、多忙な仕事をされていました。この当時、私は内科病棟で勤務をしていました。娘さんの面会時間は、いつも消灯ぎりぎり前でしたが、毎日面会に来られていました。

　娘さんは、母である片山さんのケアのスペシャリストでした。寝具のかけ方、体の向き等、娘さんの依頼と異なるケアが提供されていると、烈火のごとく看護スタッフを怒鳴りつけることもあるので、看護師たちに恐れられ、煙たがられている方でもありました。

　一方で、片山さんは、体調が回復するとおだやかな笑顔で看護師たちを癒してくださる存在でした。片山さんは、重要な決定の際には、「"お姉ちゃん"の言う通りに」とおしゃっていました。

　「あの母娘は、共依存」というスタッフもいましたが、一方では母のことを思い懸命に自分と母の生活を支える娘さんが、私たち看護師に苦情を言いたくなる気持ちもわかるような気がしていました。

必要な説明？

　片山さんは、入退院のスパンが徐々に短くなってきていました。私は内科病棟から救急病棟に移動していました。片山さんと娘さんは、馴染みの患者さんとご家族になっていました。

　片山さんが、CO₂ナルコーシス（体内に蓄積したCO_2が中枢神経系に作用して意識障害、呼吸抑制を引き起こし、昏睡状態から死に至る危険もある病態）となり、救急搬送されてきました。長年、COPDを患い、肺性心（肺高血圧を引き起こす肺疾患によって生じる心疾患のことで、進行すると右心不全となる）による心不全を起こしていました。

　救命のためには、人工呼吸器による換気が必要でした。NPPV（非侵襲的陽圧換気は、気管挿管なしにマスクで行う人工呼吸法）を装着しました。

　救急担当の医師は、「NPPVでの治療を開始しましたが、状況によっては、口から気管まで管を入れて、人工呼吸器を装着することが必要になるかもしれない。片山さんの場合、人工呼吸器から離脱できなくなる可能性もある。その場合、気管内挿管を希望するか…」という内容の説明を行いました。

　娘さんは、「先生は、先のことまで説明する必要があるのかもしれませんが、今、その説明は私にとって必要な説明でしょうか？　今、始めた治療をしっかりやってください。人工呼吸器から離脱できなくなるかもしれないということを言われても、今は決められるはずがない」と、はっきり、おっしゃいました。

　その時、私は、ハッとしました。これまで、医療を提供する立場で、先のことも予測して、夜間に気管内挿管が必要になることもあるため、

その可能性について家族に情報提供することは重要なことだと考えていました。今でも今後の成り行きについての情報提供は重要だと考えていますが、それをすべての人に同じように説明するのは、やはり適切ではないと確信したのです。

"かかりつけ看護師"

　片山さんと娘さんにとっては、私は、いわば"かかりつけ看護師"で、これまでに何度もその入退院に関わってきました。片山さんの生活上のすべてのことを把握しているわけではないですが、片山さんのことも、娘さんのこともある程度は理解できています。

　娘さんがこのように反応することも、納得できました。救急担当の医師は、あまりにもはっきりとした娘さんの言葉に、すぐに返答することはありませんでした。

　ここは、私の出番と思い、「先に、片山さんご自身に面会してもらいましょう。そこで、少しお話がしたいです」と言うと、医師も娘さんもその提案にうなずきました。

　娘さんと一緒に片山さんのベッドサイドに行きました。

　娘さんは、発熱と共にあえぐような呼吸となった母親の様子から、救急車を要請したそうです。それまでは、少しぼーっとした様子であるものの、意識はあり、会話もできたそうです。救急隊が到着して、SpO_2が85％のため酸素が投与され、病院に到着したら、片山さんの反応が悪くなったというのです。酸素投与によりCO_2ナルコーシスが促進されてしまったことが考えられました。

娘さんから、「私がついていながら、こんなに悪くなるまで気づいて
あげられなかった」と自分を責める言葉がありました。「私がついてい
ながら」という言葉が気にかかりました。

最近の生活について伺ってみると、片山さんへの介護量が増え、訪
問看護、訪問介護を活用しても、入れ替わりに家に人が入るだけで、
伝えたようにしてもらえず、思うような介護は受けられなかったそうで、
娘さんは、仕事の量をセーブして、介護中心の生活に切り換えていました。

介護中心の生活

これまで仕事に多くのエネルギーを費やしてきた娘さんにとって、
介護中心の生活に切り替えたことは、心のバランスを保つのが難しかっ
ただろうと感じました。様々な考え方があると思いますが、仕事と介
護の両立は大変なことだったと思います。

幸い、片山さんは、NPPVで意識を取り戻しました。心不全のコン
トロールに時間がかかりましたが、在宅酸素を導入して自宅に退院す
ることになりました。

その後、私は救急病棟からICUに移動となっていました。片山さん
が救急搬送され、そのICUに入室することになりました。NPPVでは、
酸素化が難しく、気管内挿管となりました。

娘さんは、「呼吸が苦しそうで、母はいつも、"お姉ちゃんに任せる、
お姉ちゃんの言うとおりにする"って言ってたから、私が考えなきゃ
いけない。母は、私のためにこれまで生きてくれたんだと思う。太って
いた人なのに、こんなにやせちゃって。私自身が、母がいなきゃだめだ
から…。ここ(病院)に来れば皆さんが懸命に母をみてくれる。今回も

よろしくお願いします」と話されました。

　以前の強い印象の娘さんとは違っていました。母を失うかもしれない不安、母を頑張らせているのは自分なのかもしれないという自責の念をもっていらっしゃるようでした。
　その思いは伝わるのか、厳しいと思われた片山さんは時間がかかりましたが、心不全のコントロール、栄養療法、早期のベッドサイドリハビリテーションで、一般病棟に転科し、退院の目途が立った時、娘さんは、ICUまで私に会いに来てくださいました。
　「母はよく頑張ってくれました。いつもはこんなこと言わないんですけど、"お姉ちゃん、もういいよね"って言われたんです。次に入院する時、毎回確認されるように治療のこと聞かれますよね。そこで、私ができることは全部お願いしますって言いそうになったら、"お姉ちゃん、もういいよね"って言われてるよねって、私の背中をトントンとしてください。内山さんにしか頼めないから…お願いします。苦しくないようにしてあげたいんです…」

　片山さんは、「お姉ちゃんの言うとおりに」と、自分の受ける医療について、自分の意思で娘さんに決定を委ねてきました。いよいよ、片山さんは自分の命の限界を悟ったのだと思います。
　それを娘さんに伝え、娘さんもそれを理解したのです。
　片山さんは、COPDの急性憎悪になると緊急入院となります。予定入院ではないので、「できることはすべて」と娘さんが言うかもしれないので、それを私に背中をトントンと合図を送って、止めてほしいというのです。
　娘さんの思いがよくわかりました。私たちは、一緒に涙を流しました。
　娘さんの思い、その母である片山さんの思いがすっと私に届いたの

です。何年にも渡って、配属されている部署が変わっても、ご縁があって片山さんの入院の度に折に触れて関わることができました。

　娘さんから伺ったお話をカルテに記載してよいか伺い、担当の病棟看護師長にも電話で連絡し記録を残しました。

その後

　私が気がかりなのはその後です。片山さんの娘さんとの約束があったのですが、私は、大学院に進学し、同じ医療法人の病院ですが、上司の配慮により通学に利便性のある病院に移動しました。娘さんから、お願いされた時には、進学は決定していなかったのですが、あれから10年が経ってしまいました。「背中をトントンとしてください」というお願いを守れなかったこと、今でも気がかりです。

　これまでの私の印象ですが、看護師は、はっきり、強く自己主張する患者さんやご家族が苦手です。若いころ私もそうでした。

　業務に追われて、それでも精一杯やっているのに、どうして怒鳴るの？苦情を言うの？　と自分中心でしか考えられませんでした。

　少しずつ、看護師としての経験を重ね、人生経験を重ね、ある時、こんなにはっきり言ってくれるのだから、関わりが難しい人ではなく、要望が明確な人なのだと思えるようになり、今はそのことを、後輩や学生に伝えています。

　今回は、意思決定に関わる患者さんとそのご家族の物語でした。先日、ある看護師から聞いたのですが、COVID–19で入院した高齢者の家族すべてに、急変した際、希望する医療処置について意思確認をするの

だそうです。

　確認しておく必要があることも理解できますが、COVID-19で入院となったことだけでも家族は混乱します。面会も制限され、急変した際の医療処置について確認され、その決定が正しいかどうかもわからない状況となるのではないでしょうか。

　すべての方への対応ではなく、その患者と家族の状況に合わせて意思確認をしてほしいと思うのは私だけでしょうか。感染者が増え、COVID-19の療養の場が医療施設から、在宅へと舵が切られました。重症となって入院することになると、急変したことを想定した意思確認がますます重要とされることでしょう。

　様々な情報を数値化することができるようになっている医療現場で、少しの変化をキャッチできていれば、起こる事態が想定されている事象は、急変ではないと思うのです。

　コロナ禍、遠隔でも相手の顔を見て会話できるツールが普及してきたので、多忙な中でも、想定できることを急変として取り扱わず、本人や家族に必要以上の意思決定を迫るという構図が少なくなってほしいと思います。

【教科書では学べない臨床現場の知と技】

❶ 家族の意思決定への関わり

　家族による代理意思決定は誰のためのものでしょうか。患者本人に意思決定ができない状況の場合、家族に代理意思決定を委ねることになります。生命の危機状況の場合、意思決定のタイミングでその予後に大きく影響が及ぶ場合も少なくありません。しかし、家族がどうしてほしいと思っているのかを聞くのではなく、患者本人であればどのような決定をするか、複数の家族で相談をするようにと説明をしましょう。

　一人で決定をしなければならない家族の場合、患者本人の意向と家族の思いの狭間で、家族の思いは大きく揺れることを理解しておきましょう。

❷ NPPV時のケアのポイント

　NPPV（non-invasive positive pressureventilation：非侵襲的陽圧換気）は、気管内挿管や気管切開をすることなしに、鼻マスクや顔マスクを用いて陽圧で肺胞換気を促す非侵襲的な人工呼吸療法です。この治療を患者さんが受け入れ適応するには、看護技術が欠かせません。マスクは鼻や顔に乗せている程度にベルトを着用するのがコツです。

　NPPVマスクは、1患者に2つ用意して、口腔ケアの度に交換しましょう。外したマスクは中性洗剤で洗浄して乾燥させて次の口腔ケアの際に使用します。

　これらの2つを看護師が確実に実践することで、NPPVによる顔の医療関連機器圧迫創傷（MDRPU）の発生を回避することができます。

第11話

患者の心からの言葉
人間としての尊厳を奪わない看護

　時として、診療の際に全く想定外ではありませんが、起こってほしくないことが患者さんの身に起きてしまうことがあります。

　その際に、看護師として何ができるのか、何をしなければならないのかを考える機会を与えてくださった患者さんがいらっしゃいます。

　その学びがその後の私の看護実践と教育活動、研究活動にどのように影響を与えたかについてお伝えしたいと思います。

「患者の安全」と「医療職の安心」

　鈴木さん（仮名、80歳代、女性）は虚血性心疾患のために冠動脈形成術を受けた方です。冠動脈形成術後の評価のため1泊2日の予定で心臓カテーテル検査で循環器病棟に入院されました。

　検査中に、冠動脈の主管部の攣縮から心筋梗塞となり急激に心臓のポンプ機能が低下したことから、IABP（バルーンを大動脈の中で拡張、収縮させることで心臓の働きを助ける装置）を作動することになりました。これは、極稀な重症合併症です。

　股の付け根の動脈から大動脈まで約30〜40ccのバルーンを挿入し、心臓のタイミングに合わせてバルーンを膨らませたり縮ませたりすることで、心臓が血液を拍出しやすくなり、また心臓自体に栄養を与える血流を増加させ、さらに他の臓器の灌流圧を保つことができます。

　バルーンの位置が重要であり、安静臥床を余儀なくされ、使用は短期間に限られます。心臓カテーテル室から緊急入室の依頼を受け、初めて鈴木さんとお目にかかりました。

　鈴木さんの娘さんは、「母は、調子が悪くないのに検査を受けるのは気が進まないと言っていました。安心のために受けておいたほうがいいって、私が説得して検査を受けることにしたんです。検査前の説明で、聞いてはいましたが、まさか母にそれが起こるなんて…。母の言うことを聞いておけばよかったんです…」とICUでの初めての面会の際に一気にお話をしてくださいました。

　鈴木さんは、気丈な方で、「お母さん、ごめんなさい」と泣きながら謝る娘さんに、「頑張るから、大丈夫よ」と娘さんのことを気遣っておられました。

鈴木さんの心機能は著しく低下していましたが、意識は清明で、心臓カテーテル検査中に起こった出来事を理解されていました。右の鼠径部からIABPのカテーテルが挿入されており、右足を自由に動かせない状況と、右の内頚から心機能をモニタリングするためのスワンガンツカテーテルが挿入され、持続的に血圧をモニタリングするために動脈ライン、そのほかに、複数台のシリンジポンプ、輸液ポンプ、膀胱留置カテーテルなどが装着されていました。

　鈴木さんの意思で自由に動かすことができるのは表情のみと言ってよいほどでした。

　このような状態の鈴木さんに対し、安全のためにと、無意識に足を曲げてしまわないようにIABPのカテーテルが挿入されている右足首に抑制帯を、右内頚に手が行かないようにと両上肢にミトンを装着することになりました。患者さんの生命を守るための身体拘束です。その当時は、そう考えて身体拘束を実施していました。

　身体を自由に動かすことができないと、身体のいたるところに痛みが出ます。少しでも痛みが強くならないように、緩和するようにと、私たち看護チームは、可能な範囲で体を動かせるように援助しました。

　腰の下に手を入れたり、少し横に向けた際に背中を擦ったり、ベッドサイドでケアをする際にはミトンを外し、手を握ったり、指をマッサージしたりという援助です。

　ベッドサイドを離れる際には、「ごめんなさい」と言いながら、両手にミトンをはめました。しかし、「ごめんなさい」からはじめる行為は看護ではないと思うのです。

　鈴木さんは、両手を差し出し、ミトンをつけさせてくれました。このような鈴木さんですから、本当は、ミトンなど必要なかったと思うのですが、その当時は、何かあったら…という考えが先に立ち、身体拘束

はやめることができないと考えていました。両手を合わせて、拝むように治療の継続の中断を希望する鈴木さんの心機能は、3日たっても改善する兆しはなく、むしろ状態は悪化していきました。

　熱布で全身清拭をした後のことです。鈴木さんは、「勘弁して、もう頑張れない。全部やめてほしい」と両手を合わせて、拝むように治療の継続の中断を希望されました。

　状態は悪化していく一方で、鈴木さんには、せん妄症状も生じていました。鈴木さんの言葉、表情、手を合わせて懇願する姿が鮮明に目に焼き付いています。

　主治医に、鈴木さんの訴えを伝えました。医療スタッフの誰もが鈴木さんの思いを理解することができましたが、全ての治療をやめるというわけにはいかないというのが結論でした。しかし、これ以上、侵襲的な治療を追加しないということは明確になりました。

　鈴木さんが、熱布清拭の後に、「勘弁して、もう頑張れない、全部やめてほしい」と本音を伝えることができたのは、限界がある中でも丁寧にケアする看護が伝わり、私たちにはそれを言ってもよいと思っていただけたからだと思うのです。

　ですが、安全を優先するばかりに、転ばぬ先の杖として、本来ならば生活行動援助をする看護師が、人間として生きていく上で重要な自由を制限したことが、鈴木さんの生きる力を少なからず消耗させてしまったことは事実だと思うのです。せめて1本でも鈴木さんに挿入されているラインを少なくすることはできないか、身体拘束をやめることはできないかとカンファレンスをしましたが、一度始めた治療、一度始めた身体拘束を全面的にやめるということは難しいことでした。鈴木さんは、その後、多臓器不全の状態となり、永眠されました。

身体拘束を始めないケア

　私は、鈴木さんと出会ってから、身体拘束を始めたら、クリティカルケア領域では、その人が回復しない限り、もしくは、昏睡状態で回復の可能性がないと判断されない限り、始めてしまった身体拘束を全体の合意で解除することは非常に難しい問題なのだと強く認識するようになりました。

　そうであれば、身体拘束を始めないケアが重要であると考えるようになりました。多くの場合、身体拘束は患者さんの安全のためではなく、ケアをする看護師の安心のために行われているように思います。

　看護師の安心のために、患者さんの人間としての尊厳を奪ってよいという論理は成り立ちません。患者さんの状況によっては目が離せないこともあります。それは、患者さんの苦痛に対するケアの不充分さや、人間として大切に扱われず、不安や恐怖から患者さんが不安定になることから起こることです。

　　看護の哲学は、
　　対象である患者と看護師の関わりが
　　対等な立場であり続けるために、
　　人権意識を基盤にして、
　　「生命を守る」「人間らしく生きる」ことの意味を、
　　患者やその家族とともに
　　問い続けることにほかならない。
　　　　　（『川嶋みどり 看護の羅針盤 366の言葉』、p.10、ライフサポート社）

　このような意見を述べると、看護師も人間、これでは業務が大変に

なるという声が聞こえてきそうです。それであれば、患者さんが人間らしく生きていくためには、どのような看護ケアが必要で、そのためにはどれだけの人員が必要かについて、看護管理者が把握して、必要な人員を確保しなければ、看護管理と言えないのではないでしょうか。

　経営管理という視点であれば、可能な限り効率的にということが重要であると思います。しかし、看護が必要な患者さんの状況は様々で、その人の生きようとする力、自然治癒力を最大限に発揮できるよう整えるには効率的には行えないことが多いのです。

　看護師も人間らしく看護できるように、患者さんとその家族と専門職として人間的に関われる環境を整えることに、その持てる看護管理者としての権限を発揮していただきたいものです。

　看護ケアを重視する看護チームが増えることを願うばかりです。その際に是非とも、看護倫理ガイドライン（日本看護倫理学会、2018）*を活用していただきたいです。

*日本看護倫理学会ホームページ参照　http://jnea.net/GUIDELINE.html

　鈴木さんの娘さんは、鈴木さんが受けたくなかった検査を説得して受けるようにしたことを後悔しておられました。

患者さんの本音

　近藤さん（仮名、60歳代、男性）は、糖尿病から慢性腎不全となり20年来人工透析を受けている方でした。糖尿病性の動脈硬化の影響により、冠動脈の複数狭窄があり、心不全を起こして入院となる方でした。

　近藤さんは、「今回ばかりは、心臓カテーテルを受けたくない」の一

点張りで、当時、近藤さんを担当した研修医を困らせていました。研修医は困り果て、「説得できませんか」と私に話を持ち掛けてきました。

「どうして近藤さんがカテーテル検査を受けたくないか、その理由を聞いてみましたか?」と返してみました。

研修医は、「病態的に必要な検査だし、そのまま治療にもなるから、受けたくない理由を聞くより、やることを説得した方がいいと思う」とのことでした。

私は、近藤さんと話をしてみることにしました。近藤さんのベッドサイドに行くと、「俺を説得しに来たのか? 今回ばかりは、カテーテルはやらないってさっきも若い先生に断ったよ」と、話を切り出す前に、けん制されました。

私「カテーテルを勧めに来たんじゃないんです。なぜ、これまでに何回も受けたことがあるカテーテルを今回は受けたくないと思っているのかを教えてもらえないかと思って来ました」

近藤さん「これまでは、強い父親でありたいと思って頑張って、透析も続けてきたし、治療も受けてきたけど、実は、すごくしんどかった。カテーテルが終わったら、造影剤を体から出すために、透析の時間が長くなる。これも辛い。身体はどんどん衰えていくばかりで、強い父親でいられる自信がなくなったんだよ。… 息子にも弱音を吐いちゃいそうで、それが怖いんだよ。わかってくれよ…」

最初は、強い口調でしたが、話を聞いているとだんだん本音を話し、声は穏やかに、そして最後は震えるような声でした。

病態を中心に診ていくと、近藤さんのこの本音には、たどり着けません。何か起こるかもしれないという本人にしかわからない感覚もあるのだ

という視点に立つことも必要なのです。

　1時間くらい、ベッドサイドで近藤さんの話を聞きました。そして、私は近藤さんに約束をしました。「近藤さんが、今回、カテーテル検査を受けたくないと思っていること、それ以外の治療はしてほしいと思っていること、それらを主治医に伝えられるようにセッティングしますね」と。

　近藤さんは、「ありがとう、頼むよ。今は弱い俺でもいいんだよな」と。

　研修医と主治医に、近藤さんの思いを伝え、改めて、近藤さんとの話し合いの場を持ちました。

　近藤さんは、カテーテル検査を受けずに症状が安定して退院し、その半年後、再入院となりましたが、医師からの提案通り、心臓カテーテル検査と冠動脈拡張術を受け入れました。その後、強い父親を演じなくても、弱い自分を息子に見せてもいいんだと思えるようになったからだと教えてくれました。

　また川嶋みどり先生の本からの引用になりますが、

　　医師の行う医療技術は、患者の病気を診断し、それに基づいて治療
　　を行うことにある。看護師の行う看護は、病名の如何を問わず、病
　　人や障害者が人間らしく生きていくために、基本的な生活上の必要
　　性をみたし、援助することにある。

　　　　　　　　　　（『川嶋みどり　看護の羅針盤 366の言葉』、p.24、同上）

　患者の心からの言葉に耳を傾けられる看護師でありたいと思います。

【教科書では学べない臨床現場の知と技】

❶身体拘束

　身体拘束は看護技術ではありません。その時の状況により、患者さんの命を守ることにつながることもあります。身体拘束を始める際には、必ず、近い将来に確実に中止できるか、ケアを提供するチームで検討した上で開始します。基本は身体拘束を始めないことが前提です。

第12話

治療方針への関わり

1つの歯車ではなく看護師として

　医療を提供するために1つの歯車としての看護師として在るのではなく、心を開いて一人の人間として患者さんやその家族と対話をしていくことで、一人ひとりの「生・老・病・死」に関わる看護師として成長を続けていけるのだと教えていただきました。

家族が決定する治療方針

　私は、これまで多くの患者さんの家族が、患者さんの代わりに治療方針を決定する場面に同席してきました。可能な限り医師から提供された情報を正しく理解して、家族がご本人の代理として決定ができるように寄り添ってきたつもりでした。家族が本人に代わって決定する治療方針の多くは、患者さんの命に関わる内容です。

　その内容は、人間として楽しみの1つである「食べること」が疾患や加齢などから楽しみでなくなってしまったとき、誤嚥を繰り返すような場合、本人の意思で食べることができない状況で胃瘻にするのか否か、また、普段は意識することなく繰り返し絶え間なく行っている「呼吸をすること」が、自分の力では必要な酸素量を体に維持することが難しくなったとき人工呼吸器を装着するのか否かなどです。

　このような決定をする際、本人との関係性で代理意思決定する方の苦悩は異なります。本人の近くで生活をして、当たり前に自立して行ってきた日常生活動作が徐々にできなくなる様子を本人の思いに寄り添いながら見守ってきた方であれば、普段、本人が何気なく語っていた言葉を頼りに、エピソードをひもときながら家族間で話し合うきっかけを作るようにしていました。

　脳出血や大動脈解離等の疾患で急激に生命の危機的状況となった家族の苦悩の大きさは簡単に癒やせるものではないと思います。高齢であるときや障害が重い場合、治療の決定だけでなく、療養の場から生活の場に戻る際にも、本人の思いより家族や受け入れ側の都合が優先されることも少なくありません。

　様々な決定を本人の代わりに（多くの場合家族が）決定することを支

援する形でケアが提供されています。

　意思決定をするまでは、話し合う時間を持っても、決定した後に、同じだけの熱量を持って代理意思決定した方のケアをしているかということを考えてみることがなかったことに気づかせてくださった家族と看護師がいらっしゃいます。

"うな重"が食べられるケア

　私がフィールドワークをさせていただいた、特別養護老人ホーム（以下、特養）で出会った方の物語をご紹介します。

　坂口さん（仮称、92歳、女性）は、夫と死別後、脳梗塞の後遺症がありましたが、80歳代後半まで介護サービスを利用し一人暮らしを続けていました。

　坂口さんは、肺気腫で入院したことを契機に要介護度5となり老人保健施設（以下、老健）に入所しました。自宅に戻れないのならせめて自宅に近い施設で暮らしたいと希望されて3年もの間、老健を転々としながら、やっと、自宅に近いこの特養に入居された方です。

　坂口さんは、脳梗塞の後遺症から股関節と膝関節がかなり拘縮していました。日常生活のすべてに介助が必要でしたが、幸い、上肢の麻痺は軽度で、嚥下機能は低下していたものの、嚥下しやすい食事が提供され、食事は自分で召し上がっていました。

　提供された食事を全量食べることはできませんでしたが、出前のうな重や中華丼、チャーハンなどは、一人で一人前を食べることができていました。

出前を取る日、坂口さんは朝から楽しみな様で、一緒に食べようと職員を誘っていました。坂口さんは、朝食後、居室で休息をとるのが日課でしたが、出前の日は、「おやつの時間まで座っている、休憩はしない」と言いました。また週に1回の移動販売のパンを買って食べることも楽しみにしていました。

　このような食の楽しみが生活の張りになっているようで、特養へ入居3カ月目には、入居時から体重が2kg増え31kgになっていました。

"何もしない"という選択

　入居4カ月目のある朝、突然一時的な意識レベルの低下がありました。意識状態は通常に戻りましたが、臥床すると喘鳴が出現するような状況でした。

　看護師は、坂口さんの日々の状態を長男に電話で知らせ、病院への受診の希望があるか確認をしていました。嘱託医から処方された内服薬で経過を見てほしいと希望する長男に対し、看護師は、さらに状態が悪化する可能性があることを説明し、直接話をしたいと面会を促しました。

　長男との面談の前、看護師は私に「あれほど食べることが好きな人が、いらないって言うんだから、本人がすごく苦しんでいるわけじゃない。ここに居て生活行動のケア以外、"医療行為を何もしない"方が坂口さんには正解かもしれない。今の状態で受診すると、酸素や点滴ということになるし、それだけじゃすまないかもしれない。本当はここで看てあげたい。でも、息子さんがどう考えているかちゃんと話をしないと」と語り、長男が待つ坂口さんの居室に向かいました。

長男は、「さっき話していたら、話すの嫌がったんですよ。つらいのか？と聞いたら、つらくはない、腹は減らない、何もいらない、このままにしておいてくれ」と、坂口さんの顔を見ながら寂しそうに話しました。

　看護師は、「ちょっと向こうで話をしてくるね」と坂口さんに伝え、長男を面談室に案内しました。

　長男は、「ここに入居する時にもお話ししたように、苦しみの軽減措置を取って、自然に近いかたちでやってくれれば…」と看取りの話を切り出されました。

　看護師は、貧血や心不全を想定していて、これまでの坂口さんの様子から、治療を受けることで回復の可能性があるかもしれないことをふまえ病院への受診を勧める一方で、治療を受けることで希望している自然に近い最期ではなくなるかもしれないことをゆっくりとした口調で伝えました。

　長男は、受診をしたほうがいいかもしれないという思いで面会に来たけれども、坂口さんの状態が、老健の看護師から聞いた老衰と似ていると話し出しました。

　「治療することで、今の状態から脱することができるのであれば、でもやってもすぐにぶり返すだけの状態であれば…、老衰だという判断であれば…、特別な医療はいらない。あえて病院に行っても、本人にとっては非常に苦しいことなんで、それは避けたい。もう90過ぎて無理しても意味はない、今の状態じゃ無理だと思う」と、切々と苦しい思いをさせたくないと語りました。

　看護師は、このままであれば、数日のうちにさらなる状態の悪化の可能性があると説明し、その際の救急要請について尋ねると、長男は、「そ

れはやめましょう」と力強く答えました。

　長男は、「何かあったらどうしますかって、親のそういうことを考えるのは、不謹慎かなと最初は戸惑った。1回だけしかこういう話をされなかったら、できることはやってくださいっていう話になるんでしょうけど、施設を変わるたびこういう話が4、5回あったんで、いろんな人の話を聞くとね、少しずつ変わってきた。自分も考えておかなければならない問題で、今度、我々の子供に負担がかかってくるって思いました」とこれまでに何回も考える機会があり、十分考えて自然な看取りを希望しているということを伝えているようでした。

　看護師は、「ここで看取らせていただきます」とはっきり答えました。看護師は坂口さんにケアを繰り返す中で、坂口さんのひ孫の話、看護師の家族の話などをする近しい存在になっていたことを長男に話しました。そして、「本当にこのままここでいいのかなって思うところもあるんですよ。もしかしたら治療すれば貧血の状態がよくなって、少しは元気が出るんじゃないかという思いも私の中にあるんですよ。こんなお話させてもらっているのに、すいません」と、看護師自身が坂口さんの体調がよくなる希望を持ちたいという思いがあるようでした。

　しかし、思い直したように、「昨日までは、栄養ドリンク飲ませろって言うんですよ、元気になりたいっていう気持ちがあったんです。だけど、あれだけ食べてた人が、今日は本人からいらないって言うのは、身体が受け付けないんでしょうね。自然の摂理なんでしょうね」と状況が変わってきていることを長男に話すことで、看護師自身が坂口さんの看取りを受け止めようとしているようでした。

　長男「ここにきて安心しちゃったんだろうね。老健に居た時、食事制限、

日常生活の制約が一杯あって、ここだと、制約がほとんどなくなっちゃったから。向こう（老健）に居た時は、食事は全部ドロドロになってたんでね。ここにきて、何食べてもおいしいって言ってましたしね。出前もね!」

看護師「チャーハンをほおばる顔は忘れられないですね。本当に喜んでね!」

長男「以前の老健では、私たちが持っていった食べ物も与えちゃいけないって。まあ、うるさいじゃない、ああいう所は。のどにつっかえたらどうのこうのってね。だから、パンもダメだし、牛乳とかコーヒーとかも全部だめ。すごい制限、日常生活の制限もある。こっちに来ると全然制限がなくなったので、自分の思う通り言う事やってくれるから、そういう意味では安心しちゃったのかもしれない。あまりにも安心しすぎちゃった。皆さんよくやっていただいてるんで、おふくろも精神的にも肉体的にも気を張らないでよくなって安心したんじゃないかな。ここに来る前は、えらく私に文句を言ってた。ここに来てからは、うるさいから帰れって言うようになってね。前の時はそうじゃなかったんだよね。ここに来てまだ4カ月だけど、せめて1年くらいはゆっくり静養させてあげたかった。我々も覚悟、納得していますから、いろいろ気を遣っていただいて、ありがとうございました。申し訳ない」

　ここでの生活が坂口さんと長男にとって安心できる場であったことが語られました。長男がここでのケアに対して深々と頭を下げるのを見て、看護師も深々と頭を下げていました。

意思決定の支援

　長男との話し合いの3日後に坂口さんは旅立ちました。

看取った看護師は、「心配で何度も看に行きましたよ。1時間毎以上ですね。朝4時に呼吸がおかしいと思ったので、息子さんに電話して。誰もいないところで息を引き取るのは可哀想だと思って、"もうすぐ、息子さん来るよ！"ってずっと付き添ってました。坂口さんは息子さんが来るのを待っていたんだと思うんですけど、5時に呼吸も心臓も止まってしまいました。坂口さん、全然辛そうじゃなかったです。息子さんが到着したのは6時頃でした」と語りました。

　私が、坂口さんと長男、特養の看護師や介護士のケアから気づかせてもらったことは、医療の場は、医療提供のためにその受け手に意思表示をしてもらわなければならない環境であるということです。その環境の中で、決定を強いている。意思決定を支援しているつもりでも、結局のところ、決定を強いているということに気づく必要があるのだと認識させてもらいました。

　私自身もそうですが、自分がどのような医療やケアを受けたいか考えることはできても、産み育ててくれた大切な両親の命に関わる決定を簡単にはできない。だからこそ、「機会を設けて話し合いましょう」というのが、「人生会議」[註]なのだと思いますが、頭での理解と心はそう簡単に一致しないのが現実なのではないでしょうか。

註：「人生会議」とは、アドバンス・ケア・プランニング（Advance Care Planning: ACP）の愛称で、自分の大切にしている事や望み、どのような医療やケアを望んでいるかについて、自ら考え、信頼する人たちと話し合うこと。詳細は、下記を参照してください。
　　https://www.mhlw.go.jp/stf/newpage_02783.html

　私の両親は、折に触れて、苦しいことはしてくれなくていい、財産分与のこと。（たいした財産があるわけではないですが）を姉妹で話し

合うように言います。話し合って決めたことを両親に伝えることで、両親が安心するのだろうとは思うのですが、まだ、そのことを先送りにしたい私の思いがあるのです。

　坂口さんの長男が語っているように、「何かあったらどうしますかって、親のそういうことを考えるのは、不謹慎かなと最初は戸惑った…」という思いを理解して胸にとどめておきたい。その人がこのような話を初めてされているのか、これまでもそのような機会があったのかということも含めて対話することが大切なのだと思います。

　医療を提供するために1つの歯車としての看護師として在るのではなく、この看護師が見せてくださったように、心を開いて一人の人間として患者さんやその家族と対話をしていくことで、一人ひとりの「生・老・病・死」に関わる看護師として成長を続けていけるのだと教えていただきました。

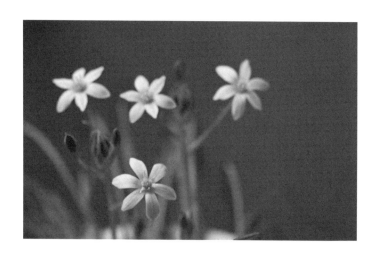

【教科書では学べない臨床現場の知と技】

❶ 治療方針の決定

　治療方針の提案は医師を中心とした医療チームで検討します。医療チームは治療方針の提案を複数で決定し、患者さんや家族にわかりやすく提案することが大切な役割です。治療方針の提案を理解し、選択するのは患者さんやその代理意思決定をする家族です。治療方針の決定は、医療チームと患者さんや家族との協働作業のプロセスで慎重に行われるものです。医療者の都合で決定を強いてはそのときに適切な判断を誤るかもしれません。

❷ 家族との対話

　大切な意思決定をする際には、時間に都合をつけて余裕を持って話をしましょう。対話をする場所は、落ち着いて話せる個室が望ましいですが、場合によっては立ち話でもよいのです。大切なことは環境ではなく、自律した看護師として家族と人間的な対話ができる技量です。高度な看護技術です。優れた実践の場に居合わせるチャンスがある看護学生や新人の間に積極的に、その場に同席させてもらいましょう。

第13話

生活習慣
患者・家族の"多様性"

　その人、その家族が持つ文化・価値観を中心に考えケアを展開することの重要性が見えてくるように思います。病院という特殊な文化をもった中にいると、"暗黙の標準"という枠に患者さんもその家族もそしてスタッフも閉じ込められてしまっているようにも感じます。

　視野を広げて、違う視点で物事を考えてみると、今までは理解できなかったこと、あり得ないと思っていたことが、時にその人やその家族にとっては意味のあることである可能性があるのだと思います。

日本文化を日常的に意識して看護ケアに反映させることの重要性を教えてくださった小松さん(仮称、70歳代、男性)の物語から始めます。

　小松さんは、頚椎後縦靭帯骨化症[註1]の頚椎拡大術(C3〜6)後、リハビリのために回復期リハ病棟に転院して来られた方でした。四肢の運動障害と感覚障害が継続していて、全ての生活行動援助が必要でした。

註1：後縦靭帯骨化症とは、椎体骨の後縁を上下に連結し、背骨の中を縦に走る後縦靭帯が骨になった結果、脊髄の入っている脊柱管が狭くなり、脊髄や脊髄から分枝する神経根が押されて、感覚障害や運動障害等の神経症状を引き起こす疾患。頚椎に起こった場合、首筋や肩甲骨周辺・指先の痛みやしびれ、症状が進行すると、次第に痛みやしびれの範囲が拡がり、下肢のしびれや感覚障害、運動障害、両手指の巧緻運動障害などが出現する。重症になると歩行困難、排尿・排便障害が出現し、一人での日常生活が困難になることもある(難病情報センター https://www.nanbyou.or.jp/entry/98より引用)。

　小松さんは、手術を受ければ、つらい上肢のしびれが改善し、リハビリは必要でも思うように動けるようになることを期待しておられました。しかし、小松さんが思い描いていた手術後の生活とは異なっていて抑うつ状態である、と前医からの看護サマリーで情報が共有されていました。

食事介助を拒絶する深い理由

　小松さんは、積極的にリハビリに取り組んでおられましたので、食欲がありました。ですが、食事介助を始めた途端、急に食事介助を拒絶されることがありました。スタッフは、前医から提供された抑うつ状態のためだろうとアセスメントをしていました。

　あるスタッフが、「さっきまで、あんなにリハビリ頑張って、今日の昼

飯は何だろう」と話していたのに、食事介助を始めたら途端にいらないと黙って前を向いて、「ストローだけコップに入れてくれればいい」と言うのは何故だろう、こういうことが何回かある、と話しかけてきました。

　小松さんが食事介助を受け入れて、おしゃべりをしながら召し上がる時と、全く食事介助を受け入れないことがあるという日が数日間続きました。私が、遅番勤務の日、小松さんの夕食の介助をすることになりました。
　回復期リハ病棟では、食事の時間は、よほど体調が悪くない限り、1つのテーブルを2〜4名が利用し皆さん食堂で食事をします。それぞれの患者さんの個別性を考慮しながら、食事の席が決められていました。小松さんは身長が180cmほどあり、体格に合わせた車椅子に乗車した状態では食堂にあるテーブルの高さが合わないため、オーバーベッドテーブルを活用していました。

　小松さんに挨拶をすると、「右利き？　左利き？」と尋ねられました。
　私は右利きであることを伝えると、「ストローだけさしてくれればいいよ」とおっしゃいました。
　「え？　食事介助をするスタッフの利き手次第で、食事介助を受け入れるか否かを決めていたの？」と私の中でこの問いが浮かんできました。
　私は、小松さんの左側にあるイスに座っていました。

　私「小松さん、お食事お手伝いさせてもらってもいいですか？」
　小松さん「ストローだけさしてくれればいいよ」
　私「小松さんが、ストローだけさしてくれればいいとおっしゃるのは、何故か教えてくださいませんか？」
　小松さん「食べろと言わず、僕がストローだけさしてくれればいいと

いう理由を教えてくれと言ったのは、内山さんがはじめてだな。教えてほしいの?」

　私が大きくうなずくと、小松さんが話し始めました。

　「僕はね、こう見えても、先祖をとても大切にしていて、月命日の墓参りを欠かしたことがない。入院してから、墓参りに行けてなくて気がかりだよ。亡くなった先祖に水を飲んでもらうときには、ひしゃくを外側にかえすようにして、お墓に水をかけるでしょ…。僕は、自分の身体を思うように動かせなくてそれでも頑張ってリハビリをしているんだ。生きているんだよ。だから、生きている僕にはスプーンを外側にかえして口に運んでもらいたくない。それは仏さまにすることだ。一生懸命に生きているからね…」

患者のこだわり

　私は、小松さんの話を伺って、ハッとしました。介助する者の手の動かし方が、小松さんの価値観にそぐわず、本当は、食べたいと思っている食事を召し上がっていなかったことに気づかされたからです。とても恥ずかしいと感じました。

　小松さんにテーブルと椅子の配置を変更することを伝え、スタッフ間で情報の共有をすることを約束しました。

　私は、小松さんに出会うまで、食事介助をする際、その人の咀嚼・嚥下能力に合わせた食事形態であるか、安全に食事が摂取できる一口量であるか、誤嚥しにくい角度を保てているか、その人の食べることにつながるきっかけとなるものは何かなど、安楽で安全に咀嚼・嚥下ができる体位、食事を少しでも楽しめる環境について私なりに考えて

きたつもりでした。

　しかし、それだけでは不十分であったこと、生きるための栄養を摂取するための食事としてしか捉えることができていなかったことを小松さんが教えてくださったのです。

　複数の方に、墓参りの際の水のかけ方を聞いてみました。

　明確に手首を外側に回転させて水をかけると意識して行っている人にまだ巡り合えていません。今は、インターネットで調べることができるので、たどり着いたところが「逆さごと」でした。

　日本の葬儀文化で、通常の逆に行う今も守られている「逆さごと」。亡くなった方に着せる死装束や、寝かせる布団や枕の位置など様々なことを、通常とは真逆にすることを指します。仏教だけではなく、神道の葬儀でもみられる風習だそうです（https://jpnculture.net/sakasagoto/）。

　それは死を生者の領域から隔絶させるための演出というべきもので、それが「逆さごと」という形であらわされたようです（http://osoushiki-plaza.com/library/sikitari/sakasagoto.html）。

　エンゼルケアで左前に着物を着せる、縦結びをすることは、臨床では実践し、基礎看護教育でも教えています。

　基礎看護技術演習で、浴衣を着るようにいうと、左前に着て、腰ひもを縦結びにする学生が大勢います。知らなければ、何の意味も持たない「逆さごと」の風習ですが、意味を知り、生活の中で実践してきた方にとっては、死につながる縁起が悪いことにつながります。

　食事援助の講義・演習の際には、必ず小松さんの事例を学生に紹介しています。それは、これから看護を実践する多くの人に小松さんから教えていただいたことを伝えていくと約束したからです。学生は、患

者さんが教えてくださった物語には目を輝かせます。患者さんの多様性を尊重する看護につながる事例としてこれからもたくさんの学生に伝えていきたいと思います。

こだわりの"ジュース"と家族の多様性

　もう一人、多様性を尊重するということを考えさせてくださった患者さんとその家族をご紹介します。

　佐川さん（仮称、80歳、男性）のご家族です。佐川さんは、糖尿病性腎症が既往にあり、重症型の非閉塞性腸管虚血^{註2}のため、開腹手術を行いましたが、ショック状態を離脱できず、多臓器不全のためICUに入室された方でした。

註2：非閉塞性腸管虚血（NOMI）は、腸間膜血管に器質的閉塞が存在しないにもかかわらず、腸間膜虚血や腸管壊死を呈する疾患である（https://www.jstage.jst.go.jp/article/jaem/35/3/35_177/_pdf）。

　佐川さんの回復を懸命に支える長女のNさんの姿が印象的でした。佐川さんの長女のNさんは、ノニジュースを愛飲されている方で、可能な範囲の医療をして回復が難しいなら、佐川さんにノニジュースを投与してほしいと希望されました。長女のNさんは、ノニに関する資料やノニジュースそのものを持参されました。

　ノニジュースについて調べてみると、歴史的に、ノニはポリネシアで何千年もの間、食料源として、そして薬用（通常は皮膚に塗布）として使用されてきたもので、現在では、サプリメントとしてがんの予防、感染症の予防、高血圧の治療、そのほかさまざまな症状・疾患の改善のた

めに良いとされています。

　基礎研究では、ノニの抗酸化能、免疫賦活能および抗腫瘍能が示されています。これらの結果は、ノニがさまざまな疾患に対してさらなる研究が必要となる可能性を示唆しています。

　しかし、人を対象とした研究において、ノニは何らかの健康状態に対して有益な結果を示しておらず、ノニには相当量のカリウムが含まれています[註3]。

註3：https://www.ejim.ncgg.go.jp/pro/overseas/c04/36.html

　長女のNさんは経鼻チューブからの投与を希望されましたが、腎機能が低下している佐川さんにカリウムを多く含むノニジュースの使用は適切ではないことを主治医とともに説明しました。

　すると、せめて、皮膚からノニの成分を吸収させたいと希望され、面会の際に、長女のNさんはノニジュースをガーゼに浸して、佐川さんの手のひらや足の裏に塗布していました。

　ICUは面会時間の制限を設けず、レントゲンの撮影や、処置の時間以外は面会ができるシステムにしていましたので、1日に何回も、懸命に佐川さんに話しかけていた姿が印象的でした。

　ですが、佐川さんの体内に直接ノニジュースを投与することを容認しなかった私たち医療スタッフに、残念ながら長女のNさんが心を開くことはありませんでした。

　私たちは、佐川さんの治療やケアの方針について何度もご家族と話し合いました。佐川さんの現在の病態では、救命は難しいこと、腎機能、心機能は悪化の一途であることも伝え、心停止の際には心臓マッサージは行わないことを提案しました。

最後の選択

　佐川さんの妻は、これまで頑張って生きてくれた、これ以上苦痛が強くならないことを希望されました。しかし、長女のNさんの意見はそうではなく、心臓マッサージをしないという提案は、納得がいかないと強く主張されました。

　数日後、佐川さんは、妻、長女夫妻と孫、長男夫妻が見守る中で心停止となりました。この時、やはり、長女のNさんは心臓マッサージを希望されました。佐川さん自身の尊厳を考えると、心臓マッサージを実施することが正しいことか、私たちは心が痛みましたが、実施をはじめ、10分間の後、蘇生の中断を宣言することにしました。

　長女のNさんは、これ以降は、「私たち家族がやります」と言い、「おじいちゃん、頑張って」と佐川さんに白いタオルでねじり鉢巻きを巻きました。長女夫妻とその息子、長男もタオルで鉢巻をして交代で心臓マッサージをするというのです。

　主治医であるICU医長は、「どうする？　困ったね」と私に話しかけました。私も同じ気持ちでしたが、佐川さんの妻の姿が目に入りました。おろおろする様子ではなく、凛としてその様子を見守っておられました。佐川さんの妻の様子を見ながら、この場を私たちも見守ることにしました。

　30分ほど、家族4人が交代しながら佐川さんへ「おじいちゃん、頑張れ！　ヨイショ、ヨイショ」と掛け声をかけながらの心臓マッサージが行われました。すると妻が、「お姉ちゃん、おじいちゃんも疲れちゃうよ。お姉ちゃんたちも疲れたでしょ」と声をかけました。

　佐川さんは、家族の涙ではなく、汗で看取られたのです。このような家族の形があるのかと、これが正しいことだったのかと思いつつ、Nさ

んと一緒に佐川さんのお身体を清めさせていただき、静かに佐川さんは退院されました。

　その後、妻がICUに挨拶に来てくださり、「あの時、娘たちにお別れの時間を作っていただいてありがとうございました」と話してくださいました。

　小松さん、佐川さん家族の物語からは、その人、その家族が持つ文化・価値観を中心に考えケアを展開することの重要性が見えてくるように思います。病院という特殊な文化をもった中にいると、"暗黙の標準"という枠に患者さんもその家族もそしてスタッフも閉じ込められてしまっているようにも感じます。

　視野を広げて、違う視点で物事を考えてみると、今までは理解できなかったこと、あり得ないと思っていたことが、時にその人やその家族にとっては意味のあることである可能性があるのだと思います。

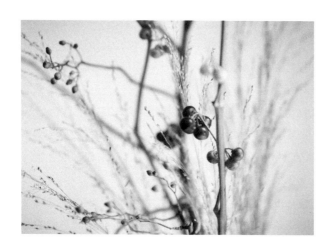

【教科書では学べない臨床現場の知と技】

❶患者のこだわり・家族のこだわり・生活習慣
　患者さんのこだわりがあることで、難しい患者さんとして扱われることがあります。だれにでもこだわりはあります。こだわりの「よい」「わるい」を判断するのではありません。患者さんに関心を寄せ看護師が知ろうとしなければ、知ることができないことがあります。患者さんのこだわりを患者さんの目線で理解することで、基本原則を超えた、個別的な看護技術に発展させましょう。
　自分だけができるようにするのではなく、だれでも個別的なケアをその患者さんに提供できるよう、具体的な看護計画を立案しましょう。

❷家族のこだわり
　家族と患者さんの関係性は、家族構成からだけでは理解できません。家族の全員に個別的な配慮をすることには、限界があります。その患者さんへのケアをどの家族と一緒に検討することが患者さんにとって最善のケアとなるのか、看護チームで情報を持ち寄りながら検討しましょう。

第14話

禁止を可能へ
日曜日の回復期リハビリ病棟

　嚥下機能を優先した治療としての食事は患者にとって「おいしい」ものでは決してないと思うのです。その人の回復の糸口がどこにあるのか、その糸口が見える瞬間は、“生活行動の中に必ずある”ということです。特に高齢者の場合、そのタイミングを逃さないことが重要だと考えます。

　このような意味では、日常生活に関わる食事の開始、変更を看護師の判断で実施できることをもっと看護師から求めていくことが必要だと思うのです。

医師にとって良い看護師は
素直に命令を黙って実行する看護師であり
それは必ずしも患者にとって
よい看護師であるとは言えない。

（『川嶋みどり 看護の羅針盤366の言葉』、p.14、ライフサポート社）

　植田さん（仮称、80歳、女性）は、私が回復期リハビリテーション病棟で勤務していた時に出会った患者さんです。ICUの看護では、急性の健康障害のために生命危機状態に陥り、医療機器や薬剤による補助を受けながら治療を受けている患者さんの生命を守るため、綿密な観察とアセスメントを行い、異常の早期発見と予測される事態への予防が重要でした。

　また、疾患による影響や特殊な治療、環境は、患者さんに多くの制限を与えるため、不安や恐怖、孤独感などにより低下するQOLの向上を目指したケアも重要でした。

　回復期リハビリテーション病棟は、脳血管疾患または大腿骨頚部骨折などの病気で急性期を脱しても、まだ医学的・社会的・心理的なサポートが必要な患者さんに対し、チームの各担当スタッフが入院後すぐ、寝たきりにならないよう、起きる、食べる、歩く、トイレへ行く、お風呂に入る、などへの積極的な働きかけで改善を図り、家庭復帰を支援していくことを目的とした病棟です。

　植田さんは、クモ膜下出血の術後、急性期治療を受けて、生命の危機的状態は脱することができましたが、意識レベルにムラがあり、食事が進まず、経鼻栄養のまま回復期リハビリテーション病棟に転院してこられました。全身の筋力が低下していましたが、明らかな麻痺はな

い状況で、日常生活動作は全介助を必要としていました。

　急性期病院では、食事摂取が難しいことから、自宅への退院を目指すなら胃瘻の造設をすすめられたそうです。

　植田さんのキーパーソンである娘さんは、リハビリをして、それでも口から食べることが難しければ、胃瘻も仕方がないと理解されているとのことでした。

　植田さんは、転院して来てから2週間が経過し、1日9単位（1単位20分）のリハビリを受けていました。食事の時間に合わせて車イスに移乗して、他の患者さんたちが食事をするのと同じ場所で経管栄養の投与を受けていました。

　少しずつ周囲に関心を持てるようになってきていました。ゆっくりではありますが、会話ができるようになり、車イスに座っている間は覚醒状況を維持できるようになってきました。

日曜日の回復期リハビリ病棟

　日曜日は、平日に比べてリハビリの実施単位数が1〜2単位程度少なくなります。リハビリの時間が少なくなると患者さんたちはベッドにいる時間が長くなってしまいがちになります。

　そこで日曜日や祝日には、14時から病棟スタッフが、患者さんが少しでも活動できるようレクリエーションを企画していました。レクリエーションの内容は様々で、映画鑑賞、歌会、スタッフが進行役を務めクイズ番組のようなことなど、自由参加ですが様々なことに取り組んでいました。

その中の1つにコーヒーの会がありました。リハビリ期の患者さんの体調を整えるため（脱水予防・便秘予防・尿路感染予防など）に水分摂取を促します。せめて日曜日の午後くらいは、体調管理として水分を摂取するという観点ではなく、自分の好みの飲み物を楽しむ時間を持ちたいとコーヒーの会が行われていました。

　コーヒー好きの患者さん、お世話好きな患者さん、コーヒーの会に参加される患者さんの思いは様々です。

　このコーヒーの会は、コーヒー豆をミルで挽くことから始まります。患者さんは、片麻痺がある方、筋力が低下している方がほとんどです。一人でコーヒー豆をミルで挽くことは難しいですが、一人の患者さんがコーヒーミルを支え、一人の患者さんがコーヒーミルのハンドルを回す。コーヒーを希望する患者さん全員にコーヒーを楽しんでもらうには、人数分のコーヒー豆を挽かなければなりません。コーヒー豆を挽くのに30分近くかかります。

　コーヒーのドリップを始めるとフロアには良い香りが広がります。患者さんがフロアに集まってきます。ご自分で移動できない方には、コーヒーの時間に合わせて、車イスに乗っていただきフロアにご案内します。

　このコーヒーの時間に、補食を召し上がる方がいらっしゃいます。植田さんは、その様子を見て、「食べたい」とおっしゃったのです。食べることに関心を示さず、経口摂取が難しいと思われていた植田さんのこの言葉に驚かされました。思わず、「えっ!?　食べたい?」と聞き返しました。植田さんは、うなずきながら、「かぼちゃ」とはっきりと答えました。

　ちょうど娘さんが面会に来られたので、植田さんが、かぼちゃを食べたいと話されたことを伝えました。娘さんは、「お母さん、かぼちゃの煮物が大好きなのよね」と植田さんの顔を覗き込んで、話しかけました。

植田さんは、「おいしいよねぇ〜」と答えました。

　本人が食べたい意思を示しましたが、日曜日で主治医が不在です。病院のシステム上、日曜日に食事変更のオーダーを出すことができませんでした。

　植田さんの言葉は明瞭で、流延もありません。嚥下できる、食べることができると判断しました。

　私は、このタイミングは逃してはいけないと考えたのです。

　私「植田さんの好きな味付けで、かぼちゃの煮物を作ってきていただくことはできますか?」

　娘さん「はい。家が近いので夕方までに届けられます。お母さん、作ってくるからね」

　植田さんは、うなずきました。

　私は娘さんに、「現在の状況ならかぼちゃの煮物をつぶして少し食べることができると思います。かぼちゃの煮物を作ってきていただいても、その時には食べないとおっしゃるかもしれません。また、食べることのリスクも伴うことを理解していただけますか」と確認をしました。

　娘さんは、それでも、「お母さん好みに作ってきます」と、病院を出られました。

「かぼちゃ記念日」

　私は、この日、植田さんを一緒に担当している、介護福祉士、理学療法士、作業療法士に、植田さんが「食べたい」と意思表示をしたこと、娘さんがかぼちゃの煮物を作って来てくれることを話し、情報を共有しました。

植田さんが「食べたい」と言ったことについては、「すごい!」と喜んでいましたが、「内山さん、本当に食べさせるんですか?… 医師の許可がないですよね」と、否定的でした。医師からは経管栄養の指示は出されていましたが、経口摂取に関する指示はありませんでした。

　嚥下が可能であると判断した理由を伝え、嚥下が難しいと考える理由を確認すると、明確な返答はなく、医師の許可がないので、食べさせてはいけないという見解でした。この話し合いは平行線でした。

　経管栄養を始めず待っていると、夕食の時間に間に合うように、娘さんがかぼちゃの煮物を届けてくださいました。娘さんは、「圧力鍋で作って、つぶしてきたよ」と小さな器のふたを開けて、植田さんに見せました。

　植田さんに、食べられそうか伺うと、口を開いてかぼちゃが口の中に入ってくるのを待っているようでした。

　私は、舌の動きの観察、口腔内のマッサージを済ませ、誤嚥のリスクはゼロではないことを踏まえたうえで、娘さんに植田さんの様子を見守ってもらいながら、ティースプーンの半分より少ない程度のベビーフードのようにつぶされたかぼちゃの煮物を植田さんの舌の上に乗せました。

　鼻から喉の奥を通り胃に挿入されている経鼻栄養チューブが嚥下の妨げになることは心配でしたが、植田さんは、ぺちゃぺちゃと、かぼちゃの味を楽しむように少しずつ上手に飲み込みました。

　植田さんは「おいしいね…」と娘さんに伝えました。すると娘さんは、顔を手で覆って、肩を震わせて「よかった、でも、お母さんごめんね!」と泣きながら話し始めました。

　「胃瘻を作るのはかわいそうだし、でも、鼻の管が入ったままのお母さんの介護は自信がなくて、食べられないのをわかっていて、管が抜けたら…。お母さんは家に帰りたいだろうけど、施設を探さないとだめだ

なって思って。こんなにお母さんが頑張っているのに…」

　植田さんは、娘さんを横に、口を開けて次の一さじが口の中に入るのを待っていました。ゆっくり、確かめるようにして、娘さんが作ってくれたかぼちゃを少しずつ、確実に食べる植田さん。しばらくすると複数のスタッフが、植田さんが食べる姿を笑顔で見守っていました。

　この日の一連の出来事を看護記録に詳細に記載しました。主治医が看護記録に必ず目を通し、治療方針に反映させることを理解していたからです。

禁止することより可能にすること

　私たちケアをする者にとっての「植田さんのかぼちゃ記念日」の翌日から、食事が開始され、安定した咀嚼・嚥下ができることから、少しずつ食事量を増やし、経鼻栄養チューブは抜去することができました。

　食べることができるようになった植田さんの回復は、私たちの想像を超えていました。1日の生活のリズムが整い、発語が増えました。

　そしてリハビリの成果で、自分で寝返りができるようになり、座位の耐久性が改善し、起居、移乗の介助量が劇的に軽減されました。介助は必要ですが、日中は車イストイレでの排泄、夜間はポータブルトイレでの排泄ができるようになりました。

　植田さんは「家に帰りたい」と話をするようにもなりました。自宅での介護に自信がないと、心の内を吐露した娘さんも、自宅での介護のために、毎日、植田さんの介護指導を受け、植田さんが自宅で生活しやすいよう、自宅の改修工事が行われました。

自宅の改修を待つ間に、植田さんは10mの手引き歩行もできるようになりました。そして3カ月後に自宅に退院されました。

　人間が生きていく上で重要な"食べる"という営みを、医師の指示がないということで、そのきっかけを失わせてはならないということを植田さんは、教えてくれました。
　改めて、医師の指示を受けて食事を開始しても、食べることができたのかもしれません。しかし、いつもの味を味わったことが、回復を促進したことは間違いないと思うのです。

　嚥下機能を優先した治療としての食事は患者にとって「おいしい」ものでは決してないと思うのです。その人の回復の糸口がどこにあるのか、その糸口が見える瞬間は"生活行動の中に必ずある"ということです。特に高齢者の場合、そのタイミングを逃さないことが重要だと考えます。
　このような意味では、日常生活に関わる食事の開始、変更を看護師の判断で実施できることをもっと看護師から求めていくことが必要だと思うのです。医薬品の管理、機器の管理、患者への行動制限などが中心になりがちな現在、この植田さんの物語を看護に関わる方はどのように理解してくださるでしょうか。

　もう一つ、植田さんは、その患者さんへの意図しない活動（コーヒーの会）が、患者さんの回復につながっていくことがあることに気づかせてくれました。病棟全体のケアを患者中心で考えることの大切さを私に教えてくれた患者さんです。
　入院している方々のリハビリ中心の療養生活だけでなく、人間としての楽しみ、患者同士がつながっていくことを考える視点も必要であるということです。

患者の自然の回復過程を整えることが看護の中心的責務であること、指示を受けての実施ではなく、明確な禁止指示がない範囲であれば、看護の視点から判断し実施し、そのアセスメントの過程、実施の結果の詳細を記録することの重要性を教えてくれた患者さんです。

　この病棟で、コーヒーの会が当たり前に実施できたわけではありません。看護師、介護職、リハビリスタッフから、「患者さんが砂糖を入れたいと言っているが、砂糖を入れてあげてよいのか、医師の指示が必要なのではないか」と何度も問われました。砂糖1gは4kcalであることを理解して、その患者さんにとっての砂糖の是非を考えているのか、毎回、問い返すようにしました。

　リハビリの負荷が増えても、食事量が増やされず、体重が減少していくそのことに目を向けていく必要があるのではないか、禁止することより、それを可能にすることの方が専門的知識を求められること、何度もスタッフとの対話を繰り返し、実践できていたことを付け加えておきます。

【教科書では学べない臨床現場の知と技】

❶回復期リハビリテーション病棟

　回復期リハビリテーション病棟は、脳血管疾患または大腿骨頸部骨折などの患者に対して、決められた入院期間の中で日常生活動作（ADL）の向上と家庭復帰を目指します。

　回復期リハビリテーションでは、患者が一日も早く快適な日常生活を送ることができるよう、医師、看護師、薬剤師、理学療法士（PT）、作業療法士（OT）、言語聴覚士（ST）、看護補助者、医療ソーシャルワーカーがチームとなり、医療・介護を行い、脳障害や運動マヒをはじめとする後遺症の回復や、日常動作の改善・向上をめざします。

　対象疾患ごとに入院期間は定められています。たとえば脳血管疾患や頸髄損傷などは、最大入院期間180日。大腿骨や骨盤などの骨折は、最大90日の入院期間が定められています。

❷舌の動きの観察、口腔内のマッサージ

　看護師は療養上の世話として必要と判断できれば、摂食・嚥下の援助ができます。舌は主に筋肉で、舌が思い通りに動くことで、口の中の食べ物を自在に動かし、飲み込みやすい形状にまとめることができます。

☛ 療養上の世話を専門的に行う看護師には、会話や口腔ケアのタイミングに、摂食・嚥下に欠かせない舌の動きの観察をして、いち早く摂食・嚥下できるタイミングを判断し援助することが求められています。

☛ 凍らせた綿棒を口蓋弓、舌根部、口腔全体を10秒ほどこすったりなでたりして刺激し、嚥下反射を起きやすくするための口腔内のマッサージをします。凍らせた綿棒は、神経を刺激し嚥下運動をスムーズにする効果があります。

❸胃瘻

　胃瘻は、腹部に小さな穴を開け、チューブを通し、直接胃に栄養を注入する医療措置です。疾患や加齢により口から食事がとれなくなったとき、衰弱しないよう口以外から栄養を補給する方法の1つです。胃瘻は、健康状態が回復するまでの間、必要な栄養を補給するために行われるものです。

❹ 医薬品の管理、機器の管理、患者への行動制限などが中心になりがちな現在

　在院日数が短縮した現在、安全に必要な医療を受け、医療事故が起こらないように、医薬品の管理や医療機器の管理、これらに加え、転倒・転落の予防や、ライン類の自己抜去を防止することを目的とした行動制限を患者に強いてしまう現状があります。これは、人員不足がその一つの要因であるかもしれません。

　しかし、看護の対象は、患者その人であるはずです。医薬品・医療機器の管理にだけ目を奪われず、これらを装着している患者自身に目を向けて、少しでも、苦痛が緩和できるよう、新たな苦痛が生じないことを看護の誇りとしたいものです。

第15話

"生老病死"に関わる仕事
自分らしく生活していける社会へ

　人々の"生老病死"に関わる看護師だからこそ、社会にもっと関心を持ち、平和で安心して暮らすということのためには、何ができるか、何をしなければならないか 一人の人間として考え行動しなければならないと気づかせていただきました。

　ですが、看護師として多角的に社会を見て自己の考えを持ち、有言実行していくことは簡単ではないこともひしひしと感じる毎日です。

私たち看護師は、対象者を全人的に理解してその人の看護を考えます。ですが、身体面・精神面・社会面を総合的に理解することは、簡単なことではありません。

　医療機関で看護師として勤務している場合、医学的なデータ（診断名、治療内容、検査データ、内服薬、その疾患の回復のプロセスなど）は比較的把握できます。心理・社会的な情報も把握しますが、どの程度、理解できるかについては、どのようにその人に関心を寄せ情報を得てそれを理解するかによって異なると思います。

アルバイト

　私は、大学院生の間、勤務していた病院で常勤から非常勤にしていただき、学業・研究活動が両立できるようにしました。この間、大学院の掲示板で見つけたアルバイトも経験しました。

　このアルバイトというのは、メンタルクリニックでの問診、バイタルサイン測定、採血などです。このメンタルクリニックの院長は、患者さんが自分の言葉で自身の生活について話ができるよう、先に看護師が生活に関する問診（前回の受診から今回の受診までの調子、睡眠状況、食欲など）を行い、その後に診察をするという診療スタイルを継続していました。患者さんが緊張しないようにと白衣も着用しません。

　このクリニックでアルバイトをさせていただくまで、私は急性期病院の病棟勤務経験しかありませんでしたので、このクリニックで出会う患者さんから、改めて問診の仕方を考え直す機会を与えていただきました。

　患者さんの多くは、職場でのストレスを抱え、心身にも様々な不調を抱えている方々でした。

3つの側面、つまり身体的な側面・精神的な側面・社会の一員としての側面を捉えるという看護の基本的な人間の理解と、それを踏まえて、その人の現在の状況を理解しようとするスタンス、そして傾聴するというコミュニケーション技術が求められます。

　時には、他の疾患が潜んでいることもありますので、必要と判断した際にはフィジカルアセスメントも行います。複数の診療科にかかり、自分自身で処方されている内服薬の調整をされている方も多いので、どのように内服しているのか、手元に多く余っている処方薬の有無についても、他の診療科の受診状況なども合わせて問診します。

　また、職場や家庭でどのようなサポートが得られているのかなど、その方の状況に合わせ、どの範囲までお話を伺うか考え実践します。

　そんな仕事を3年ほど経験しました。

　やがて私は大学院を修了して大学での教員としての勤務が決まり、後輩の大学院生にこの仕事を引き継いでもらったのでした。

新たなステージ

　そして7年が過ぎた今年、その院長から突然連絡があり、次につながる大学院生が見つからず、紹介できる人はいないかということでした。

　私が大学院生の頃、担当していたのは土曜日9時から18時までの診療時間でしたが、院長も70歳を過ぎ、土曜日の診療時間を短くされたとのことで、条件が合わず、アルバイトをしてくれる大学院生が見つからないようでした。

　週に一度、半日のみのアルバイトではなかなか紹介できる人も思い当たりませんでした。また正規の看護師も見つからず困っておられましたので、看護師が見つかるまでの間、お手伝いをすることにしました。

学会や学内行事がある際は、本来の業務を優先することをお手伝いの条件にさせていただいています。

　こうして毎週土曜日の半日、私は、看護教員ではなく、一人の看護師として患者さんに自己紹介し、お話を伺い、必要時血圧測定や脈拍測定、採血など、大学の基礎看護技術で講義していることを実践者として実践できる貴重な時間を得ることができています。

丁寧な対話

　田中さん（仮称、64歳、男性）は、不安障害と糖尿病を抱えています。環境調査のスペシャリストを定年退職し再就職先を探しておられますが、なかなか次が決まっていません。
　田中さんは、10年前に私が大学院生であった頃にも通院されていた方でした。当時は環境調査のために全国を飛び回る多忙な方でした。メンタルクリニックに通院し、心身のバランスをとりながら精力的に仕事をされていた方です。

　久しぶりに田中さんにお目にかかりました。定年退職後も、自分の専門を活かした職に就きたいと就職活動をされていますが、なかなか再雇用先が決まらず、4年が経とうとしています。
　公的年金の受給開始年齢は65歳からですので、これまでの貯蓄を切り崩しながら生活をされています。気力、体力もあるので老後のことを考えると、職に就きたいというのが田中さんの希望です。
　この間に糖尿病のコントロールが悪くなり、HbA1c（糖化ヘモグロビンがどのくらいの割合で存在しているかをパーセントで表したもので、

過去 1 ～ 2 カ月前の血糖値を反映し、4.6 ～ 6.2% が基準値）は 10% を超えましたが、糖尿病内科への受診と薬物・食事・運動療法で 7% 台までコントロールができるようになってきていました。

　ここ最近の田中さんは、
　「就職先の話を 5 つくらいもらえたから、今度は決まると思ってたけど、やっぱりだめですね。生きていかなきゃいけないから、仕事の内容にこだわってはだめですね。考え方を変えなきゃですね。仕事がないんじゃなくて、仕事を選ばなきゃ仕事はあるんですよ。
　でも、自分の専門を活かした仕事をしようと思うとうまくいかない。諦めなきゃいかんですよね。あと 1 年もすれば年金がもらえる。年金生活はもう少し年をとってからと思っていたけど…。糖尿のほうは、食事と運動でコントロールができると考えているんですよ」
　と話しています。

　話の中で、複数回、「糖尿のほうは、食事と運動でコントロールができる」というフレーズが出てきて、私はこれがとても気になりました。
　そこで、私は、「最後に内科受診したのはいつですか?」と伺ってみました。すると、
　「最後に行ったのは、いつだったかな～。先月、いや、その前かな…。内科に行くとお金がかかるんですよ。受診料に薬や検査、なんやかんやで 1 回に 2 万円近く支払うことになるから、最近、行くのをやめました。もともと薬はちゃんと飲んでいなかったから、まだ、糖尿病の薬が手元にあるんですよ」
　と言いながら、イスから立ち上がり、ズボンのポケットに手を突っ込んで、薬を取り出して私に見せながら、「糖尿のほうは、食事と運動でコントロールができると思っているから大丈夫ですよ」と私の顔を

見て肩をすくめて笑顔を見せました。

　私に説明をしてくれているのですが、自分自身に言い聞かせているようにも感じられました。もちろん、田中さんの言葉を肯定も否定もせずに、「そのように考えておられるのですね」と伝えました。

　田中さんは、「収入がないので、生活の工夫をしている」とこれまでに話しておられましたが、かなり生活に困っていることを言えずにいたのだと思いました。もしかしたら、貯蓄がなくなることが不安で受診をやめたのかもしれません。

　糖尿病の治療を中断しても、メンタルクリニックの受診は続け、誰かに安心して話を聞いてもらえることを求めておられるのかもしれないと思いました。

　私は、田中さんから伺ったことをカルテに詳細に記述し、医師の診察室にカルテ（紙カルテ）を回します。医師の診察には付き添いません。医師は、私が記述した記録を読みながら、患者さんの話を聞き、そのカルテに追記しながら診察を進めます。田中さんの次の受診予約は4週間後です…。

治療の中断

　生活を維持するために、必要な医療を自ら中断する患者さんが多くおられます。以前、私が勤めていた病院では、慢性疾患の外来担当看護師が、受診を中断している患者さんに電話連絡をしていました。安心して必要な医療を受けられるシステムは、整っていないわけではありません。生活保護という選択肢もあります。しかし、生活保護を受け

たくないという信念をもっている方がいらっしゃるのも事実です。

　千原さん（仮称、68歳、男性）のことが思い出されます。千原さんは、ジャーナリストだったそうです。糖尿病性腎症のため体が思うようにならず、取材にも出かけられなくなり、細々と原稿を書き、何とか生活をつないでいたようです。周囲からは生活保護を進められましたが、千原さんは絶対に生活保護の受給はしない、病院にもかからない、と心配する妹さんに伝えていたそうです。
　千原さんは、早朝に、胸が痛いと時間外外来の受付に来られました。千原さんはかかりつけの患者さんではなく、保険証も持っていらっしゃらなかったのですが、受付担当者は具合が悪そうな千原さんに、手続きをするのでイスに座って待っていただくように伝えました。

　受付の担当者は、具合の悪そうな初診の患者さんが時間外外来に来ているので、看護師に対応してほしいと連絡をしてきました。先に問診をしようと千原さんのもとに伺うと、顔面蒼白ですぐに対応が必要と判断し、ストレッチャーに乗せて、心電図をとりながら、バイタルサインを測定しつつ、ドクターコールをしました。
　心電図は、急性心筋梗塞（前壁広範囲）の所見を呈していました。千原さんは、ショック状態となり、会話も困難でした。
　すぐに心臓カテーテル治療となりましたが、途中、心停止を起こしながら、補助循環装置を装着し、ICUに入室となりました。大変厳しい状況で、意識は戻らないままでした。ご自身で受診しに来られたので、本人の同意は得られていませんでしたが、できる範囲で、必要な治療とケアを提供しました。
　翌日、千原さんの妹さんに連絡が取れ、来院された際に受診から現在の状況をお伝えしました。すると、妹さんは今の千原さんの状況は、

これまでの千原さんの生き方に反する状況であるとおっしゃいました。生活保護を受けたくないという千原さんの考えで、国民年金や健康保険料の納付に必要なお金を生活費に回して暮らしていたそうです。

　妹さんの言葉が私には衝撃的でした。

　「兄には、今、受けている治療費を支払う貯蓄はありません。この治療を続けたら、いくらかかるんですか？　兄はもとの生活に戻れるんですか？　続けても意味がない治療なら、今すぐやめてやってください。このようになることを兄は望んでいなかったはずです」

　人工呼吸器、補助循環装置（PCPS）、持続的透析のための複数のカテーテルが挿入され、輸液ポンプ、シリンジポンプなどのルートが千原さんの身体には装着されていました。

　これまで、できる限りのことはやってほしい、治療をやめないでほしいとおっしゃる家族が多くいらっしゃいましたが、千原さんの妹さんのように、千原さんの信念を理解して、現在受けている治療が本人の信念と異なることをしっかり表明される方に初めて出会いました。おそらく、治療をやめてほしいと言うには勇気が必要だったと思います。

　「できる限りのことをしてあげてほしい」という言葉の裏には、医療者に冷たい家族と思われたくないという意識が働いているということを伺ったことがあります。

多角的に社会を見る

　私は、チームで全力を尽くして提供する医療にどれほどの治療費がかかるかなど考えて医療活動をしたことがなかったことに気づかされ

たのです。

「高額療養費制度」という制度があるからといって、手続きの案内をすればよいということではありません。患者さんの経済的な事情や手続きについて、メディカルソーシャルワーカーなどに、バトンタッチするだけでは、全人的な理解は難しいと思います。

人々の暮らしや社会のしくみ、病気になっても、高齢になっても、自分らしく生活していける社会は、誰かが作ってくれると、誰かに任せて、ある意味無責任でいてはいけないのだと思いました。

人々の"生老病死"に関わる看護師だからこそ、社会にもっと関心を持ち、平和で安心して暮らすということのために、何ができるか、何をしなければならないか、一人の人間として考え行動しなければならないと気づかせていただきました。

ですが、看護師として多角的に社会を見て自己の考えを持ち、有言実行していくことは簡単ではないこともひしひしと感じる毎日です。

【教科書では学べない臨床現場の知と技】

❶ 傾聴する技術

コミュニケーション技術として方法論を学ぶだけでは、傾聴する技術を実践することはできません。傾聴は、相手のことを理解したいと関心を寄せて話を聴くことです。人間は、自分に関心を寄せて、聴こうとしてくれているのかを本能的に感じることができます。相手は自分を理解しようとしている看護師だと感じて、はじめて本音を話しはじめてくれます。あなたのまなざし、動作、言葉、話し方などのすべてが傾聴する技術に影響します。

❷ 大学院への進学

看護師として働く中で、日々行っている看護ケアについて、より役立つ専門的な知識・技術や、解決が難しい課題の解決をするために役立つ論理的な思考を学び深めることを目的として進学するのが看護系の大学院です。私の場合、認定看護管理者を目指して修士課程に進学しました。2年間学ぶ中で、看護とは何かという疑問が解決するどころか、疑問が明確になったので大学院博士後期課程に進学しました。看護実践家としてだけではなく、看護研究者として看護を探求できるのが大学院への進学の意味だと思います。

大学院への進学のタイミングは、人それぞれですので、幅広い年齢層の同級生を得ることができ、視野や世界が広がります。

❸ 看護と社会

看護は病気ではなく人々の健康を守り、必要に応じて病人を看ることを業としています。人は社会の中で生きていますから、人々の生活は社会情勢に多かれ少なかれ影響されています。人々が安心して暮らしを営むには、争いのない平和な社会であることが重要です。

どのようなことが、人々が生活する環境を脅かすのか、生活の安寧を妨げるのか、何かの理由でこれまでの生活が脅かされた時に、どのような社会保障があるのかなどについて関心を広げておきましょう。

第16話

自然な看取りケア
病院と特別養護老人ホーム

　私は、クリティカルケア領域において、患者さんやその家族に必要な看護を実践することにやりがいを感じていました。ですが、ある一人の患者さんとある特別養護老人ホームの施設長（看護師）との出会いによって、これまでの価値観が変化するきっかけを作っていただきました。

高度医療の進展、地域医療構想の実現や国民の健康へのニーズの多様化等、医療を取り巻く情勢が変化する中、在宅や施設など地域での看護のニーズが高まり、看護職に期待される能力はますます広範となってきています。これからの社会の変化に応じた看護基礎教育を目的として、2022年度からカリキュラムが変更となりました。

実習時間と専門科目数の変化

　私が受けた教育は指定規則第1次改正のカリキュラムでした。2022年度からは第5次改正の教育内容となりました。改めて教育の変遷を確認してみると、実習時間と専門科目数の変化に驚かされます[註]。

註：カリキュラムの図は次のURLを参照。
　　https://www.janpu.or.jp/mext_mhlw_info/file/doc04.pdf

　私は大学で看護師と保健師の教育内容を学びましたので、病院での実習、地域での実習がありました。とはいえ、疾患ベースで学んできましたので、生活を中心とした患者を理解し看護するということは、卒後看護実践をしながら時間をかけて学んだように思います。
　患者さんとの物語を語るのに、なぜカリキュラムについて振り返ってみたかというと、近年の学生や看護師が当たり前と考えていることを当たり前と認識しきれていない看護師がまだまだ多くいると考えているからです。数年前まで私もその一人でした。

　医療モデルから生活モデルへのパラダイムシフトと言われて久しいので、生活モデルという言葉は知っていても、医療モデルで考える頭

が出来上がっていますし、患者が持つ力に焦点を当てるのではなく、患者の弱みに目を向け、問題探しをする思考過程が出来上がっています。

　このように考えると、やはりどのような看護教育を受けるかがこれからの看護の質を変えていくことにつながるのだと思います。

　私は、クリティカルケア領域において、患者さんやその家族に必要な看護を実践することにやりがいを感じていました。ですが、ある一人の患者さんとある特別養護老人ホームの施設長（看護師）との出会いによって、これまでの価値観が変化するきっかけを作っていただきました。

特養護老人ホームから救急病棟に搬送

　柴田さん（仮称、90歳代、女性）は、特別養護老人ホーム（特養）に入居されていました。慢性心不全の急性憎悪ということで、救急搬送されました。この当時、私は救急病棟で看護師長として勤務をしていました。

　柴田さんは、認知症があり、全介助で生活をされていました。数日前から、浮腫の増悪、尿量の減少、喀痰の増加があり、A特養で経過をみていましたが、配置医の判断により救急搬送することになりました。

　入院当初、柴田さんは、低酸素状態で酸素投与と薬物療法を開始しました。治療を開始して3日ほどで全身の浮腫の改善と低酸素状態の改善がみられました。柴田さんと会話は成立しませんでしたが、呼びかけると表情をゆるませ、手を握ると看護師の手を握り返してくれていました。

　救急病棟では、入院の翌日には一般病棟に転棟していくのが通常でした。しかし、柴田さんが認知症で、全介助レベルであること、冬の時期、病棟の稼働率が高いことなどにより、なかなか一般病棟への受け入れ

先が決まらず、救急病棟での入院を継続しました。

　柴田さんが、特養に帰るには、酸素を中止しても状態が安定していること、少しでも経口摂取できるようになることが必要でした。酸素マスクから、ネーザルカヌラ（2L）に変更できましたが、酸素投与を中止するとSpO₂90％を維持できない状況でした。

　食事はゼリーから始め、柴田さんは桃の味のゼリーの時には口の動きが良く、ぺちゃぺちゃ音を鳴らして、口全体を動かしてむせることなく食べることができるようになりました。

　いつもはどんどん患者さんが入れ替わっていく救急病棟で、柴田さんは長期滞在の患者さんとなりました。どのように説明してよいか難しいのですが、柴田さんが醸し出すやわらかな笑顔、手を握ると握り返してくれる手のやわらかさ、温かさ、柴田さんの生命力のたくましさに、私たちは癒されていました。

　柴田さんが入院して10日が経った頃、地域の2次救急施設であった病院は満床となり、外来からの緊急入院、救急要請に対応することが難しい状況となりました。病院全体で入院患者の退院日の見直しをすることになりました。

　ベットコントロール部門から、柴田さんの受け入れを相談されたA特養の施設長から、翌日、特養の車で迎えに行くと連絡が入りました。

　柴田さんは、酸素の減量はできましたが、酸素を中止するとSpO₂が維持できない状況のままでした。A特養では、酸素投与はできないとのことでした。入院中、特養の職員の面会はありましたが、柴田さんの家族の面会はありませんでした。家族の意向が気にかかりましたが、施設長に伺うと、A特養に戻ることを娘さんは了解されているとのこ

とでした。

　柴田さん自身、病院から特養に帰ることについてご自身で判断して意向を伝えることはできません。柴田さんが特養から病院に来る際も、柴田さんの意向を確認することはできなかったでしょう。しかし、受診することで心不全症状から生じる苦痛の緩和は図れたと思います。

　現状で特養に戻るということは、柴田さんにとってどのようなメリットがあるのか、病院の都合で医療設備のない生活の場に帰っていくということで本当に良いのか、その時の私には疑問しかありませんでした。

柴田さんの最期

　翌朝、10時前に介護職員と施設長が柴田さんのお迎えに来られました。介護士の「柴田さん。お迎えに来ましたよ。帰りましょう!」という聞きなれた声に、柴田さんの反応は、私が知っているより確かに良いように感じられました。

　退院と同時に酸素を中止して車で移動することは、柴田さんにとってある程度の負担がかかります。せめて移動中に使用してもらおうと、500Lの酸素ボンベを貸し出しました。

　柴田さんを送り出した後、無事に着いたか、容態の変化はなかったか気になっていました。気にはなりますが、次の患者さんが搬送されてきたり、外来からの入院対応をしたりとあっという間に時間が過ぎていきました。

　その日の午後、15時過ぎ、A特養の施設長から私に電話がありました。「ありがとうございました。先ほど、なじみの入居者さんと私たちで、

柴田さんを見送ることができました」

という内容でした。

実は…というような話し方ではなく、明るい声に聞こえましたので、私は、返す言葉が見つかりませんでした。施設長は、それを察してくださったのだと思います。続けて話してくださいました。

「柴田さんは、うちの特養が開設した当時からの入居者さんでね。なじみの入居者さんも柴田さんが帰ってきたと喜んで、ご家族にも来ていただいて、スタッフがいる中で静かに眠るように息を引き取られました。私たちで看取れて本当にありがたかった」

というお話でした。

"自然な死"

この当時の私には、このようにお話ししてくださることの本当の意味が理解できていませんでした。特養に帰らなければ、今日もここで過ごしていただろうに…。何とも複雑な思いでした。

翌朝、看護師長ミーティングで、柴田さんが退院した日の午後に特養で看取られたことを報告しました。看護部長は「よかったわね〜」と言いましたが、私は、移動や酸素を中止したことが負担となってしまったのではないか、昨日、亡くなる方ではなかったはずだと思う、病院の都合だったのではないか、複雑な思いだと返してしまいました。

すると、「わかったようなことを言うんじゃない」と一喝されました。この時は、非常に情けなく、不覚にもミーティングの場で涙があふれました。

これまでに、たくさんの死の場面に立ち会ってきましたが、看取れてよかったと感じたことはありませんでした。それは、頑張って頑張っ

て治療を受け、治療の限界のその先の死だったからだと思います。

　どれ程の環境を整えようとしても、やはり病院は病院です。生活の場とは異なります。病院では、できることがあるのにそれをしない、例えば、食事も水分も摂取できず脱水となっている患者さんに補液のための点滴をしないという選択を簡単にできることではありません。点滴を絞る、「枯らすように」ということがありますが、この言葉は好きではありません。

　人間は、いつか死を迎える存在であるということは理解していますが、病院という場にいると、自然な死がどのようなものなのかを理解すること、その場に居合わせることもできません。この、人間としていつかは迎える死、自然な死を知らないということに気づいていなかったのです。
　慣れ親しんだ場所で、身近な人に囲まれて静かに生を全うするということがどういうことなのか、看護師はそれを知らなければならないと思うようになりました。
　柴田さんは、私にこのことを教えてくださいました。

"生活の場における自然な看取りケア"

　私は、機会に恵まれて、病院で勤務を継続しながら大学院で学ぶことになりました。柴田さんとの出会いが私に研究に向かう"看護師とは何か"という疑問を与えてくれたのです。博士後期課程で取り組んだ研究は生活の場における自然な看取りケアについてでした。
　訪問看護の経験から、病院の常識は生活の場では非常識だらけということに気づき、生活の場で看護をすることを選択し、特養の施設長

を務めている看護師に巡り合うことができました。

　隅田川のほとりにあるこの特養に、特養で生活する高齢者の方々の看護・介護のフィールドワークのために1年9カ月通わせていただきました。

　第17話では、この特養で出会った方々のことをご紹介したいと思います。

　数年たって、看護師長ミーティングの時のことを看護部長に伝えると、鮮明に覚えていて、伝え方を気にしておられて、ご自身もアンガーマネジメントについて学んでいると話されました。一側面でしか考えられない私のことを指導してくださったこと、今は感謝しています。

　なじみの場所でなじみの人たちに囲まれて、人間らしく旅立つことができて、よかったのだと思えます。

　患者の問題探しをしている間は、見えないことがあります。人間は最後は自分が苦しまなくて済むように、次第に食べなくなる、飲まなくなる。

　しかし、その人の中には“生ききる力”がある。その人の持つこの“生ききる力”を削ぎ取らないようにすることで、人間らしく最期を迎えることができるのが老衰であることを知ってから、私の看護観は大きく変化したように思います。

【教科書では学べない臨床現場の知と技】

❶特別養護老人ホーム

特別養護老人ホームは、在宅での生活が困難になった要介護3以上（または特例の要介護1・2）の高齢者が入居でき、原則として終身に渡って介護が受けられる施設で、「特養」と言われます。

入居者の約95%に認知症があります。

長い人生を生き抜いてきた入居者の意思や人格を尊重し、常に入居者の立場に立って入浴や食事などの日常生活上の支援や、療養上の世話などのサービスが提供されています。

特養は生活の場であり、認知症ケアと老衰による自然な死の看取りケアが特色です。

❷救急病棟

本書の救急病棟は、二次救急指定病院の救急患者を24時間受け入れる病棟で、HCU4床、救急病床11床。二次救急を提供できる病院は、24時間体制で救急患者の受け入れができるようになっていて、手術治療も含めた入院治療を提供できる設備が整っていること、救急患者のための専用病床が整備されていること等の条件があります。

❸自然な看取りケア

自然な看取りケアとは、終末期の亡くなる間際の短い時間の関わりを意味するのではなく、入居者とその家族を対象としたケアで、看取りを日常のケアの延長線上に位置づけ、日常のケアの中で、入居者が希望するよりよい死を迎えることができ、家族がよい看取りだったと実感できることを目標にして職員が行うケアのことです。

❹自然な死

自然な死とは、老衰死と同義語です。老衰とは、一般に老いて心身が衰えることで、老衰死とは、高齢で死因と特定できる病気がなく、加齢に伴って自然に生を閉じることとされています。

治療が目的である病院に勤務する看護師は、自然な死に遭遇する機会は少ない。生活の場では死の様相は一人ひとり異なっており、老衰の看取りは一様ではないことを理解しておく。

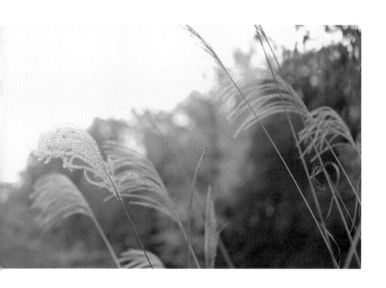

第17話

"平和な死"
最も高度な"看護の知"がもたらすもの

　その人に我慢や苦痛を強いることなく、その人の持てる自然の回復力を維持する看護は、最も高度な"看護の知"であり技術であると思うのです。その先に、"平和な死"がある。人間には本来、"平和な死"を迎える、生ききる力がある。

海の向こうの状況に気をかけることも大切。同じくらい、自分の周りの人に手を差し伸べることも大切だと思う。学校や家族、会社など、自分の一番身近な社会を平和にすることが、ゆくゆくもっと大きな平和、いわゆる世界や国の平和につながるんだと思います。

　国境なき医師団に所属する看護師白川優子さんが、平和について上記のように語っています（https://www.70seeds.jp/shirakawa_503/）。

　連日、ウクライナ情勢悪化のニュースを見ながら、一時も早く、この惨劇が終わりますようにと祈るばかりです。気にかけ、祈ることしかできないことに無力感を感じていましたが、白川優子さんのインタビュー記事を読み、全くそうだ、自分の一番身近な社会を平和にすることが、ゆくゆくもっと大きな平和につながるという言葉は強い力をもっていると感じました。

医師の提案と看護師の判断

　私がある特別養護老人ホーム（特養）のフィールドワークで出会った"平和な死"について教えてくださった方々の物語をお伝えします。

　苑田さん（仮称、80歳代後半、女性）は3度の結婚をされましたが、出産経験がなく、3人目の夫と死別し、ご自身の兄弟とも死別し、近親者はいらっしゃいませんでした。苑田さんは、乳がん、脳梗塞、認知症などの病を経験しながら、隣人のサポートと介護サービスを受けながら自宅で一人暮らしをされていた方でした。次第に徘徊と転倒を繰り返すようになり、隣人からのサポートを受けることが難しくなり特養に入居されました。

苑田さんは、認知症が進行する前に、遺言を作成し自身の戒名も準備されていました。担当の在宅ケアマネに「私は人嫌いでケチ」と話す一方で、「最後は一人じゃ寂しい」、「人と一緒にいたい」、「故郷で人情のある生活がしたい」と人との関わりを求める希望を伝えていたそうです。

　特養に入居してきた時に苑田さんは、簡単な会話が成立することもありました。苑田さんは食事中に靴を脱いでテーブルの上に置くという行為を繰り返し、介護士によく叱られていました。苑田さんは、叱られた時、肩をすくめ、叱った介護士ににっこりとする仕草が周りの人を和ませていました。

　入居2カ月が経過した頃から、苑田さんは、自分で食べるとすぐに疲れてしまうようになり、看護師や介護士は、苑田さんの様子を見ながら食事介助をするようになりました。苑田さんは、介助をすれば食べることができましたが、少しずつ体重が減少し、眠る時間が増えていきました。

　入居3カ月経過した頃から、苑田さんは39度を超える高熱を出すようになり、発熱時はぐったりとしていましたが、看護師の介助で経口水分摂取ができ、安静と水分補給のみで解熱していました。

　さらに入居6カ月が経過した頃から、苑田さんは、苦痛を表現することはありませんでしたが、少量の嘔吐がみられるようになりました。

　配置医師は、看護師に「熱の原因調べる？　嘔吐があるなら、CTや採血のオーダー出そうか？　診断つけてないんだよね」と診断のための検査を提案しました。

　看護師は、「CTの間、苑田さんが動かないでいられるかわからないですよ。病院で検査を受けることを理解できないので、病院に検査を受けに行くことで疲れたり、身体拘束されたりして、本人がつらい思

いをして、それで、できる治療があるかどうかもわからない。

　本人がつらい思いをするためにわざわざ病院まで行って検査しなくてもいいと思います。熱が出ている時は、つらそうだけど、長く続かなくて、少ないけど、食べたり飲んだりできるし、案外元気なんですよ」と検査を断っていました。

　次の診察の時にも、医師は検査の提案をしましたが、看護師は同様に検査を断っていました。

　診断をして、それに必要な医療を提供するということが病院では当たり前のことです。医療を受けるメリット、デメリットをしっかり看護の視点で検討していることに看護の自律性を感じました。どうして、このように医師に自分の考えを伝えられるようになったのか伺ってみました。

　看護師は、「本当は、どんな状態なのか知りたいという思いはある。でも、それで何かできるわけじゃない。知りたいというのは、自分たち（医療者）の興味というか欲望でしかないですから。これ以上、苑田さんに苦しい思い、つらい思いをさせたくない」とはっきり答えてくれました。

　私は、この言葉にハッとさせられましたし、強く共感しました。通常、この特養では、決まった時間に看護師が検温をすることはありませんでしたが、言葉で訴えることができない苑田さんの変化をいち早く察知したいという看護師の考えから、朝、午前、午後、夕に体温と血圧測定を実施するようになりました。

温かい言葉かけと口腔ケア

　苑田さんは、徐々に嚥下することも難しくなり、いつ誤嚥してしまうかわからない状態になっていきました。通常、このような状態となった

場合、いつでもその誤嚥に対処できるように、吸引ができる準備をしておくこと、食事前の吸引をしておくことが重要なケアであると私は考えていました。

　吸引は、誤嚥が生じた場合すぐに対応できるというメリットがある一方で、吸引による苦しさがあるというデメリットもあります。吸引の方法にもよるとは思いますが、多くの患者さんは、吸引チューブをみると首を振り、口をしっかり閉じるという態度で吸引を拒むことが多いのです。

　しかし、この特養の看護師は、吸引の準備をしていませんでした。その代わりに、食事開始前に、温かく声をかけ、これから食べることを知らせ、口腔ケアをすることにより、口腔内の汚染の程度を把握し、口腔内に刺激を与えることで唾液の分泌を促進し、舌の動きを確認し、経口摂取ができるか否かを毎食見極めていました。吸引をせず、口腔内の汚れがきれいになるまで、ブラシと口腔ケア用のシートできれいに口腔内をふき取っていました。

　口腔ケアの際、口を閉じたり、顔を背けることがない様子から、苑田さんは、丁寧なケアを日常的に受けていることがうかがわれました。看護師は、苑田さんの唇、舌に刺激が少なくなるようにシリコン製のスプーンを使い、苑田さんの表情と嚥下による喉の動きを見て、嚥下できていることを確かめ、苑田さんが自ら口を開くまで待って、次の一さじを口の中に運んでいました。食事介助の間、苑田さんがむせたり、食後に痰が増えることはありませんでした。

　私は、看護師に吸引を準備しない理由について伺ってみました。
　「吸引しなくてもいいように準備して介助するから、吸引はいらない。前（病院勤務時代）は食事の前に、吸引するのは当たり前でしたが、吸

引は苦しい。それで、食べられなくなったりもするし、深いところで静かにしている痰を吸引で起こすようなことをすると、この先ずっと吸引が必要になる」と話してくれました。

　私にとって、"深いところで静かにしている痰を吸引で起こすようなことをすると、この先ずっと吸引が必要になる"という言葉が印象的でした。確かにそうかもしれないと頷けるように思いました。

人の声や肌の温かさを感じて安らぐ

　ある日の昼食後、苑田さんは看護師にスーッと右手を差し出しました。看護師は差し出された苑田さんの手をそっと握りました。苑田さんは看護師の手を握りしめ、上下に揺らしたり、動きを止めたりしましたが、看護師の手を離そうとはしませんでした。

　しばらく、看護師は苑田さんに自分の手を預けたままにしました。そこに、特養のケアマネが苑田さんの様子を見に来て、「苑田さん、よくスタッフの頭を撫でてくれていましたよね。ここに入ってからは、会話もできなくなってたけど、どんなことを思っているのかな…」と感慨深く話し始めました。

　二人の声を聞きながら瞼を閉じたり開いたりする苑田さんの姿は、人の声や肌の温かさを感じて安らいでいるようでした。看護師は、苑田さんの手の力が抜けてからそっと手を離しましたが、その後も、苑田さんのそばで黙ってしばらく見守っていました。

　ある日、苑田さんの部屋からラジオの音が流れてきました。人の声を聞きながら過ごせるようにとのスタッフの配慮からでした。そして、苑田さんが小脇に抱えられるように小さなぬいぐるみが2つ置かれて

いました。苑田さんは、眠る時間が長くなっていましたが、時折、右手でぬいぐるみをゆっくりと撫でていました。

　この1週間後、苑田さんは静かに息を引き取りました。棺には、苑田さんが撫でていたぬいぐるみのひとつが納められました。

「生活の中で看護する」という意味

　苑田さんが旅立った数日間、苑田さんの部屋は、まだ苑田さんが生活していたままの状態でした。病院での看護経験しかない私は、なぜ、次の入居者のために部屋を片付けないのか？とフィールドワークを始めた当初は感じていました。しかし、苑田さんが旅立った後、約2週間に渡って少しずつ変化していく部屋の様子から、生活の中で看護するという意味が少し見えてきたように感じました。

　苑田さんの棺に一緒に入らなかったもう一つのぬいぐるみ、そのぬいぐるみが、苑田さんの分身のように私には感じられました。フィールドワークに行くたびに、ぬいぐるみの位置が変わっているのです。ベッドの上にいたぬいぐるみが、違う日はキャビネットの上にいたのです。

　スタッフは、苑田さんの居室を片付けに入り、苑田さんとの思い出をかみしめているようでした。業務として居室を片付けようと思えば、多くの時間を費やさなくても片付けることはできますが、自分の大切な人が亡くなった部屋の遺品をすぐに片付けることができないのと同じなのだと感じたのです。

　次の入居者の入居日が決まるまでは、業務として片付けないこともこれまで一緒に生活してきたスタッフの心のケアにもなるのだと理解することができました。

「最後は一人じゃ寂しい」、「人と一緒にいたい」、「故郷で人情のある生活がしたい」と人との関わりを求めていた苑田さんが希望していたケアがここにある！と思いました。

"苦痛を緩和する"から"苦痛を与えないケア"へ

人間にはいつか死が訪れますが、その時期や死の要因は一人ひとり異なります。長い人生を生ききった高齢者を看護する時、"苦痛を緩和する"という考え方ではなく、苑田さんへのケアのように、いかに"苦痛を与えないケア"を提供できるかということが重要であると思います。

自身でセルフケアが難しくなった高齢者には特に、"生活行動の援助"が重要です。その人なりの整った体調が維持されるように、特に口腔内の清潔、正常な皮膚機能の維持、排泄のケアのような"生活行動の援助"が重要なのです。

喀痰の吸引や褥瘡の処置、脱水のケアなど、起きてしまった何かしらの体調の不都合に医療的な介入ができることが重要という考えもありますが、最も重要なのは、医療処置が必要にならないように日々の生活を整えるということが看護の本質であることは間違いないと思います。

その人に我慢や苦痛を強いることなく、その人の持てる自然の回復力を維持する看護は、最も高度な"看護の知"であり技術であると思うのです。その先に、"平和な死"がある。

人間には本来、"平和な死"を迎える、生ききる力があると苑田さんは教えてくださいました。

【教科書では学べない臨床現場の知と技】

❶ 看護の自律性

　医師から出された指示を適切に実施することに重きを置くのは看護の自律性ではありません。医療が必要にならないように、その人なりの健康状態が整うように、判断し実践することが看護の自律性であり専門性です。

　超高齢者の場合、特に口腔内の清潔、皮膚の保湿、適切な水分や食事が摂取できるようにタイミングや方法を工夫することが重要です。自分でできない方へのケアは、援助提供者のペースで行いがちになります。相手の反応を捉え、無理強いすることなく、心地よいケアが提供できる看護師の実践をみせてもらい、教えてもらいましょう。

❷ 吸引

　痰を吸引した後は呼吸が楽になります。酸素飽和度の改善も期待できます。その一方で、吸引チューブの挿入の仕方、既定の時間を越えた吸引時間は、患者さんの強い苦痛につながります。特に長時間の吸引や強すぎる吸引圧は、患者さんの生理的な残気を吸い上げることになり、肺胞が虚脱してしまいます。患者さんのために行う行為が患者さんに苦痛を与える行為にもなることを忘れないでください。

　優先すべきは、吸引が必要とならないよう、口腔ケアや水分補給、体位の工夫、少しでも患者さんが自分で喀出できるための看護技術を提供しましょう。

❸ 温かい言葉かけと口腔ケア

　食事以外で口の中に物を入れる時には、患者さんが口の中に物を受け入れる準備ができるように声掛けと、使用する物品の工夫をしましょう。1回でも適切でないケアを提供すれば、患者さんは口腔ケアに抵抗を示すようになります。口を開かない、歯ブラシやスポンジブラシを噛むなどの反応がある場合は、ケアを提供するチームで方法を検討し統一しましょう。

新型コロナ重症患者のケア

「熱布バックケア」の力

　患者さんに「手を当てて触れること」を大事にこれまでの看護
を続けてきました。手を当てて触れるケアの実践について、ス
タッフに伝えることもしてきました。そして今、学生にも手を用
いて観察し、手を用いてケアすることの重要性を説明し、患者
さんに触れてケアする看護技術を伝えています。

　そして、看護基礎教育に携わる一方で、川嶋みどり先生が長
年その効果の有用性を普及し続けておられる「熱布バックケア」
普及プロジェクトを立ち上げ活動をしています。

新型コロナウイルス感染症拡大のなか、重症患者のケアに携わるある看護師から"SOS"がありました。医師と共に治療は行っているけれど、少しでも患者さんが回復に向かう看護ケアを実践したいという"SOS"でした。

　そこで、病院の許可を得て、熱布バックケアの講習会を開催しました。私からすれば、講習会を受けに来ている看護師たちが、心身共に疲労し、ケアを必要としている"患者さん"でした。

　その"患者さん"が、看護ケアの持つ力、ケアは患者さんの苦痛を緩和し、そのケアを通して看護師が自律していけることを再確認させてくれました。

手を当てて触れること

　「看護は観察に始まり、観察に終わる」と教育を受け、それを実践してきました。目で見えることには限りがあります。観察という言葉はあまりにもよく使われることです。観察という言葉を改めて広辞苑で調べてみると、「物事の真の姿を間違いなく理解しようとよく見る」とありました。しかし、看護でいう観察は、「見る」だけにとどまらず、「視る」・「診る」・「看る」ことをしています。

　私は、これまで看護実践の中で、患者さんに直接触れることからたくさんのことを知ることができる、そして、触れることから得られた情報をアセスメントして、患者さんにケアをすることができることを実感しています。

　だからこそ、患者さんに「手を当てて触れること」を大事にこれまでの看護を続けてきました。手を当てて触れるケアの実践について、スタッ

フに伝えることもしてきました。そして今、学生にも手を用いて観察し、手を用いてケアすることの重要性を説明し、患者さんに触れてケアする看護技術を伝えています。

　そして、看護基礎教育に携わる一方で、川嶋みどり先生が長年その効果の有用性を普及し続けておられる「熱布バックケア」普及プロジェクトを立ち上げ活動をしています。

　患者さんに「手を当てて触れること」、それは、患者さんのそばにいなければできない行為です。熱布バックケアも手を当てて触れなければ実践することはできません。この熱布バックケアを例に、患者さんに手を当てて触れることの患者さんと看護師への意味を説明させてください。

熱布バックケアの方法

　熱布バックケアの方法は、タオル（フェイスタオル3〜4枚）と熱いお湯、防水シーツ（大きなビニール袋で代用できます）、バスタオルがあれば、いつでもどこでも、そして、どんな方にでも実施することができます。"どんな方にも"という理由は、患者さんだけでなく、お子さん、妊産婦さん、高齢者、健康な方にもその効果は絶大です。

　さらに、患者さんに手を当てて触れるケアの代表である熱布バックケアは患者さんをケアするだけでなく、そのケアをする看護師も効果を実感することができ、達成感や更なるケアを検討していく原動力にもなるのです。

　「熱布バックケア普及プロジェクト」の講習会は、熱布バックケアを体

感することから始まります。私達が講習を受ける看護師に熱布バックケアを実践します。時間に限りがあるので、熱布の温かさが持続する限りというわけにはいきませんが…。

　50歳代前半、コロナ専用ICUで勤務する看護師Aさん。もともと頸椎ヘルニアがあり、疲労すると首から肩にかけての痛みとしびれがあるそうです。講習会当日も、この症状がありました。
　まず、腹臥位になってもらって、背中を露出させ、40度の温タオルを後頸部から臀裂まで当てて、その上に重ねて70度程度の熱布を重ね、防水シーツとその上にバスタオルをかけ、肌にタオルを密着させるように脊柱を中心に左右にマッサージしていきました。

　Aさんは、最初、腹臥位になった際に、講習会ということもあって少し緊張されているようでした。40度のタオルを背中に乗せると、「あたたかいですね〜」と、一つハーっと息を吐きました。
　「これから、熱布を乗せていきますね」と伝え、熱布を乗せました。熱布はビニール袋に乾いたタオルを入れ、ポットで沸かした熱湯をコップ1杯（約200ml）入れ、タオルに浸透させて作ります。
　「温かさが、じんわりと伝わってきますね〜。これは気持ちいい！」と言いました。その上から、防水シート（この日は大判のビニール袋）をのせ、バスタオルをかけて、後頸部から順番に、背骨を中心に左右に肌とタオルを密着させるように、ゆっくりと手を動かして少し圧をかけていくと、「もっと温かさが伝わってきて、本当に気持ちいい！　体の力が抜けてリラックスできる。マッサージを受けに来ているみたい！」と言いました。

　Aさんとは初対面で、これまでどのような看護実践をしてこられた方

なのか知らなかったのですが、「熱布バックケアは、腸蠕動の促進や、呼吸管理の目的だけでなく、せん妄の患者さんにもやってあげたいな〜」とおっしゃいました。これまでに、精神科専門病院でも勤務された経験をお持ちということでした。

　5分もすると、首の痛みが楽になってきたとおっしゃり、「全然タオルが冷めない！」ことにもびっくり。「もうしばらくこのままでいたい〜」とおっしゃいました。

　感染対策を施しながらの講習会ということで、時間制限があったのですが、約15分熱布バックケアを体感していただきました。熱布を外して気化熱で体が冷えてしまわないように乾いたバスタオルの上から背部全体を大きく円を描くようにマッサージしました。

日常ケアの1つとして

　熱布バックケアの体感後、Aさんは、「熱布は湯船に入っているように体が温まってリラックスできるけど、人の手が触れるというのはもっと心地がいい。熱布バックケアを患者さんにやらなきゃですね！」と話されました。

　その次です。「あれ？　腕のしびれがなくなってる！　体もまだポカポカして」と言いながら、首を大きくゆっくりと回して、「こんなに楽になったのは、いつ以来だろう。本当に楽。ありがとうございます！」と喜んでおられました。

　この日、講習会で熱布バックケアを体感したのは新人からベテランのICUの看護師20名弱でした。後日、"SOS"の連絡をくれた看護師が、今度は嬉しい報告の連絡をくれました。

いつもはあまり発言しない新人さんが、朝のミニカンファレンスで、「便が出ないと言っていた患者さんに、浣腸だけじゃなくて、熱布バックケアを先にやってみたい」と自ら意見を言って、そのあと実践すると、「本当にたくさんの排便がありました！　それから、なかなか寝つけない患者さんに熱布バックケアをしたら、5分もしないうちに眠ってしまいました！　自分の熱布バックケアを体感した経験から、緊張が強い患者さんに熱布バックケアを実践したら、またやってほしいとリクエストがありました」と報告があったとのことです。

　そして、Aさんは実は看護師長で、次の日からしばらく若い看護師や同年代の看護師に、「気持ちいい〜、良いケア！」だと語ってくれていたようです。

　この熱布バックケア講習会は2021年の2月初旬に実施しました。講習会の翌日から積極的に、特別なケアとしてではなく、現在でも、このICUでは日常ケアの1つとして根付き、日勤でも夜勤でも実践されています。

　熱布バックケア講習会を実施した頃、このICUの看護師たちは、人工呼吸器、ECMOを用いた患者さんの治療で精一杯で、診療の補助業務で一日が過ぎていく状況で、彼女たちの言葉を借りれば、「自分たちのケアを振り返る余裕もなく、その日暮らしって感じ。でも、看護師として、ほかにできることあるのかなと思いめぐらし始めていた」そうです。

　彼女たちは、新型コロナの患者さんを受け入れてケアするという使命があるということがわかっていても、新型コロナの重症患者さんを受け入れるという日々が続き、同じルーチンで薬を投与して、処置をすることが、患者さんや家族の役に立つのだろうかと、達成感のようなものも無く、焦りを感じている状況でした。

そんな状況の中で、熱布バックケアを取り入れてみようと実践を始め、呼吸不全、多臓器不全となった患者さんの苦痛緩和になっているそうです。患者さんがわずかな"うなづき"や、"首をふる"などのジェスチャーをしてくれて、患者さんとコンタクトが取れているという実感を得られたそうです。

　苦しいだけの状態から、少しでもその苦痛の緩和ができるひと時をつくるという看護のやりがいにつながっていました。だからこそ、一定の時間ベッドサイドでケアできるよう、業務の工夫をして、看護ケア計画に熱布バックケアを組み込み、今では当たり前のケアの1つとして位置づけています。そして、様々な取り組みを始めています。

触れることから看護が始まる

　患者さんから得られるデータは可能な限り客観的なデータが求められます。患者さんが「呼吸が苦しい」と訴えれば、まずパルスオキシメーターでSpO_2を測定する。その数値が98％以上だったとすると、「大丈夫、心配ない」と、いとも簡単にモノの数秒で片付けられてしまう。

　これでは観察したことにはなりません。実際にSpO_2は今のところ低下していなくても、その患者さんの訴えは、今後の変化の予兆かもしれません。患者さんから距離の離れたところで、数値だけでは判断できないことがあると思うのです。

　SpO_2の低下の前に、患者さんの呼吸回数のわずかな増加、息づかいの変化、胸郭の動き方、脈拍のリズム、皮膚の湿潤状態など、患者さんのそばで観察しなければ理解できないこと、触れてみてわかることが実はたくさんあります。

　そして、触れてみて感じたことを、患者さんにお伝えすると、患者

さんが言葉にしなかった不調、もしくは改善について教えてもらえることがあります。やはり、人間が人間のそばにいて触れることから看護が始まるように思うのです。

熱布バックケアについての詳細は、ホームページでご覧いただけます。
▶ https://neppu.net/

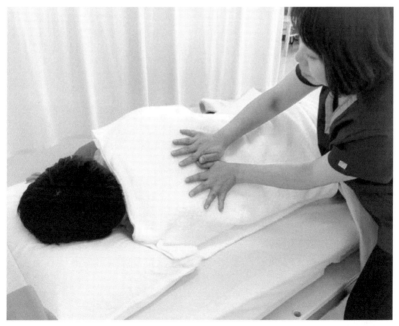

熱布バックケアを実践中の著者

おわりに

　本書は、WEB MAGAZINE「月刊ライフサポート」に2021年4月号から2022年12月号まで21回にわたって連載していただいた「"杖患者"の物語―看護の自律に向けて」を加筆修正することで完成しました。

　「月刊ライフサポート」に連載を執筆させていただいたきっかけは、2020年10月にライフサポート社から刊行された『川嶋みどり　看護の羅針盤 366の言葉』の選者の一人にしていただいたことでした。尊敬する川嶋みどり先生の書籍・論文・記事類は、1,000件を超えており、これらの文献の中から366の"ぐっとくる言葉"を選び出す作業の中で、ライフサポート社代表・編集長の佐藤信也氏に巡り合わせていただきました。編集作業の様々な意見交換を重ねる中で、「看護の未来――川嶋看護技術論と現代臨床看護学の幸福な結合」的な内容で連載をしてみないかとご提案くださいました。この提案に私はチャレンジしてみたいという思いと、期待に応えられるかという不安が混在していました。

　この提案をくださった際に、私が佐藤氏に送ったメールの一部をご紹介します。

　〈集中ケア認定看護師として、アセスメントを重要視して実践していましたから、自分の担当の範囲で急変にあたったことはありません。もちろん想定の範囲内での症状悪化はありました。

　私の方から人工呼吸器設定について医師に提案することは日常的でした。人工呼吸器を装着するためには気管内チューブが必要です。このチューブは呼吸器のサポートが不要になった患者さんにとっては不快・苦痛以外の何物でもありません。心臓の手術などのような大手術の後、

214

人工呼吸器を装着したままICUに帰室します。全身麻酔の影響から離脱し、循環動態が安定すれば、人工呼吸器は不要となるケースが多いのです。人工呼吸器が不要となれば、気管内に挿入されている気管内チューブを抜去することができますが、患者側の身体の準備は整っても責任を持って抜管の判断と実施ができる医師が不在の際、再び鎮静薬を追加しなければなりませんでした。このような場合、看護師の判断で抜管をすることができたらどれほど患者さんは楽なことだろうと常に感じておりました。

スタッフの一人が準夜勤の帰宅途中に交通事故に遇い、下顎骨の複雑骨折・大腿骨の骨折で手術をしました。下顎骨の骨折が複雑で経口挿管は困難を極め、そのため、再挿管は極めて困難との判断で、挿管したままICUに入室しました。そのスタッフが回復後、「いくら呼吸器が自分の呼吸に合わせてサポートしてくれるからといっても苦痛でしかない。一秒でも早く、呼吸器を外してほしいと思ったし、気管内チューブはとてもつらかった」と教えてくれました。患者としての言葉には説得力がありました。

バージニア・ヘンダーソンは、基本的看護の構成要素の1番に患者の呼吸を助けることをあげ、「すべての看護師が人工呼吸器をできねばならず、（中略）看護師はもちろん呼吸器械を操作できねばならない。役割の一部として、呼吸器械の構造および操作の原理を患者に教えることもできねばならない。患者が呼吸器械を使っている状態に適応するのを助けるのは、他のどの職種でもなく看護師である」（『看護の基本となるもの』、2016/11/23、湯槇ます・小玉香津子訳、p.39、日本看護協会出版会）と述べています。

救急外来で心不全の急性増悪、COPDの急性増悪の患者さんが救急搬送されてきたとき、搬入受け入れと同時にフィジカル・アセスメントを行います。NPPVを装着することで患者の呼吸・循環は安楽にでき

ることがあります。タイミングを逃さずNPPVによる換気を始めること
ができれば経口挿管を回避することも可能になることも判断できます。
そのため、医師の指示を受けるよりも先にNPPVがすぐに始められる準
備を整えていました。マスクのフィッティングは、その人が受け入れるこ
とができる圧からはじめ、少なくとも30分、必要ならば1時間でも、患者
さんの呼吸が安定するまで呼気介助をしながら付き添っていました。
これは、医師の指示を遂行する補助者という立場ではなく、患者の呼
吸を助け、大切ないのちを守り、苦しい体験を可能な限り軽減するとい
う看護の立場から考え実践していました。

　患者の飲食を助けることも基本的看護の構成要素です。経管栄養中
の方でも、食べたいという希望が強く、嚥下できるとアセスメントし
たら食事は日常生活の援助の範囲ですので、嚥下ゼリーなどを入手し
食べたい望みをかなえ、その状況をしっかり看護記録に記録する。それ
を読んだ医師が、経管栄養抜去の指示を出す。このようなことは私にとっ
て当たり前の看護実践でした〉

　佐藤氏は、メールの内容が看護現場の「細部の真実」にあふれ、その
まま原稿になるとお返事をくださいましたので、私から看護を応援し
てくださる編集者・佐藤氏への手紙として原稿を書き始めたのでした。
ですので、原稿のタイトルはいつも「佐藤さんへの手紙」でした。『杖こ
とば』（五木寛之著）を紹介してくださったのも佐藤氏で、四半世紀に
及ぶ私の看護実践の支えとなった"杖患者"の物語を中心に綴ったので
した。

　連載が終了し、本として出版することの提案を受けた際、どのよう
な読者に読んでほしいかと佐藤氏に尋ねられました。これまで、私が
担当する看護技術やフィジカル・アセスメントの授業で看護学部の1年

生に"看護ナラティブ"を伝えていました。私が伝える看護ナラティブを通じて、学生たちは、看護師として確かな知識と技術を持ち、患者さんに関心を寄せて関わること、看護師は専門職であって自律的に判断し行動することで患者さんの安楽や安全を守ることができることを理解し、今後のモデルとして考えてくれる可能性がありましたので、ぜひ、看護の初学者と教育を担当する方々に読んでいただきたいと考えました。

看護師として自律的に判断し行動するには、勇気と覚悟が必要で、わかっていても一歩が踏み出せないという方もいらっしゃると思います。こうすればこうなるはずなのに、と考えていることがあれば、それが患者さんや家族にとってよい方向に向かうことが想定されるなら、ぜひ、本書でご紹介した物語を参考にあなたの看護を実践してください。

そして、その実践をあなただけの中にとどめず、丁寧に看護記録に記述したり、事例報告に取り組んでみてください。その大切な看護実践の物語は、看護の自律に向けた日本における看護実践の価値を明確に看護の受け手の方々に示せるだけでなく、日本初の看護理論の構築に役立つことでしょう。

謝辞

この本は多くの方々の支えにより完成に至りました。この場をお借りして感謝の思いを伝えさせてください。

私が師と仰ぐ、川嶋みどり先生、平和を守り、暮らしを守り、生活を支えるという広い視野で看護について考え、そしてそれを発信していくことの重要性を有言実行されている先生の存在が、常に執筆の支えでありました。

日本赤十字看護大学大学院博士後期課程でご指導をいただきました

高田早苗先生、特養でのフィールドワークのデータを高田先生はデータが示している意味を読み解くことの大切さ、医学モデルの視点からだけでは埋もれてしまいそうな生活の場にある豊かな本来の看護の価値を気づかせてくださいました。

　私が、クリティカルケアを学び始めた時から尊敬させていただいております井上智子先生には、本書に推薦の言葉を寄せていただきました。患者さんと共に紡いだ看護実践が正しかったのだと自信を与えてくださいました。深く感謝いたします。

　ライフサポート社社長、佐藤信也さま、連載は全て佐藤さまに読んでいただきたくて執筆し、その感想や励ましが次の原稿へのエネルギーの源となっておりました。連載へのリード文や見出しをつけてくださり、原稿に躍動感を注ぎ込んでくださいました。そして本書の構成・編集にも力を尽くしてくださいました。

　ライフサポート社編集部の山口久美さま、連載時に素敵な組版に仕立ててくださいました。高等学校への出張講義に持参できるように写真をアレンジして別刷を作成してくださり、おかげで看護に関心を持ってくださる方が増えました。本書の完成に向けて共に歩んでくださったこと、深く感謝いたします。

　熱布バックケア普及プロジェクトの皆さま、そしてその普及活動に賛同し実践をしてくださっている看護師の皆さまの活動や、授業の感想を寄せてくれた学生の皆さんの言葉から、たくさんのアイディアをいただきました。

　本のデザインを担当してくださった森治樹さま、そして、本書の刊行にご尽力いただいた看護の科学新社社長の濱崎浩一さまに深く感謝いたします。

2023年5月18日　　内山孝子

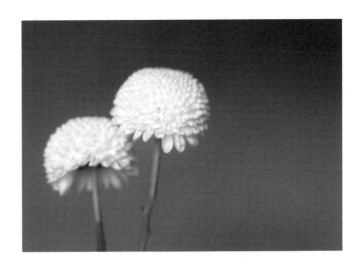

索引

編集部註： 本索引は項目（大中小の見出し）中心に言葉や節を選出する方式を採用しております。ここに挙げた項目をたどると詳細がわかります。

著者紹介

内山孝子（うちやま たかこ）
神戸市看護大学准教授

　広島県生まれ。藤田保健衛生大学衛生学部衛生看護学科（現藤田医科大学）卒業。諏訪中央病院、みさと健和病院 ICU 看護師長、柳原リハビリテーション病院勤務、元集中ケア認定看護師。日本赤十字看護大学大学院看護学研究科博士後期課程（基礎看護学）修了、看護学博士。東京医療保健大学東が丘看護学部看護学科准教授を経て現職。

主な著書
- 共著：改訂版 外科系 実践的看護マニュアル, p.102-115担当, 看護の科学社, 2009.
- 共著：看護倫理ガイドライン, 看護の科学社, 2018.
- 共著：広めよう!! 熱布バックケア, 自然の回復過程を整える熱布バックケアプロジェクト, 2020.
- 共著：系統看護学講座基礎看護技術 I 基礎看護学2, 第6章担当, 医学書院, 2023.

主な論文
- 「回復期リハビリテーション病棟における看護師の意識とケアの変化を起こすアクションリサーチ」修士論文, 日本赤十字看護大学大学院, 内山孝子, 2013.
- 「生活の場における看取りケア〜看護師主導の特別養護老人ホームのエスノグラフィー」博士論文, 日本赤十字看護大学大学院, 内山孝子, 2016.
- 特別養護老人ホームにおける看取りケアに関する文献検討 看護職による看取りケアと入居者・遺族の体験. 日本赤十字看護学会誌16(1)；22-30, 内山孝子, 2017.
- 臨床倫理ガイドライン導入の取り組み 看護管理者の取り組みと看護管理者・チームの認識や行動の変化. 日本看護倫理学会誌9(1)；2-30, 友竹千恵, 浅井さおり, 内山孝子, 小野光美, 2017.
- すばらしい看護現場 特別養護老人ホームでの看護のエスノグラフィー 連載1〜8回. 看護実践の科学；内山孝子, 2018.
- 【清拭–看護の専門性と看護技術の可能性】自然の回復過程を整える『熱布バックケア』を日常的なケアに. 看護実践の科学45(1)；38-44, 内山孝子, 2020.

本当の看護へ

"看護ナラティブ(物語)"から学ぶ臨床の知と技

2023年5月30日　初版第1刷 ©

著　者：内山孝子

発行者：濱崎浩一
発行所：株式会社看護の科学新社
　　　　〒161-0034 東京都新宿区上落合2-17-4
　　　　Tel. 03-6908-9005
　　　　https://kangonokagaku.co.jp

編集：佐藤信也 (ライフサポート社)
装丁・本文デザイン：森 治樹 (MORI DESIGN INC.)
本文DTP：森田穂波 (MORI DESIGN INC.)
写真：有路由紀

印刷・製本：日本ハイコム株式会社

©2023 Takako Uchiyama Printed in Japan
ISBN978-4-910759-16-6